U0338518

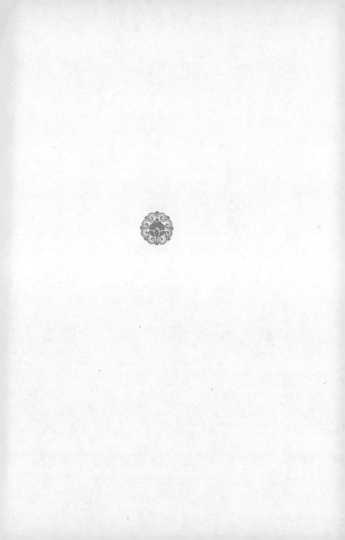

饮食宜忌
与食物搭配
随身查

张明 编著

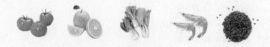

天津出版传媒集团

天津科学技术出版社

图书在版编目（CIP）数据

饮食宜忌与食物搭配随身查 / 张明编著 . 一天津：天津科
学技术出版社，2014.1（2024.4 重印）

ISBN 978-7-5308-8746-2

Ⅰ . ①饮… Ⅱ . ①张… Ⅲ . ①饮食 - 禁忌 - 基本知识
②食品营养 - 基本知识 Ⅳ . ① R155 ② R151.3

中国版本图书馆 CIP 数据核字 (2014) 第 092933 号

饮食宜忌与食物搭配随身查
YINSHI YIJI YU SHIWU DAPEI SUISHENCHA

策划编辑：杨　譞

责任编辑：孟祥刚

责任印制：刘　彤

出　　版：	天津出版传媒集团	
	天津科学技术出版社	
地　　址：	天津市西康路 35 号	
邮　　编：	300051	
电　　话：	（022）23332490	
网　　址：	www.tjkjcbs.com.cn	
发　　行：	新华书店经销	
印　　刷：	鑫海达（天津）印务有限公司	

开本 880×1230　1/64　印张 5　字数 148 000
2024 年 4 月第 1 版第 2 次印刷
定价：58.00 元

饮食与人体正常的生长发育、生理活动以及患病时的机体修复都有十分密切的关系，关注饮食宜忌也是营养食疗的重要内容之一。随着时代的进步、食物营养学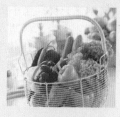以及现代医学研究的发展，人们对于传统饮食养生文化中的饮食宜忌越来越关注，因为它关乎我们的身体健康。

食物有各自的四性五味，各种性味又归于不同的脏腑，影响我们的健康状况。不同性味的食物适当搭配食用，其食疗作用可以加强，并可产生协同作用，更好地发挥治疗作用；食物搭配不当，不仅会抵消食疗作用，甚至会严重危害健康。只有讲究食物的五味调和，注意食物的搭配、食用、加工、烹调、存储宜忌，掌握不同人群的饮食宜忌规律，才能充分发挥食物在养生保健、防病治病方面的重要作用。

饮食宜忌是我国饮食文化中非常重要的部分，饮食宜忌的内容包罗万象，十分浩繁，有的传承于古代经典药籍，有的源自现代营养学的科学研究，有的来自民间杂书野记，有的则出于日常生活的经验积累。为了帮助人们了解和正确掌握各种饮食宜忌知识，从而合理选择膳食，享受健康生活，我们特采集古今大量饮食宜忌的相关资料，精心编撰了这本系统、全面且贴近日常生活的《饮食宜忌与食物搭配随身查》，以期能引导读者健康饮食、科学饮食。全书分为饮食搭配宜忌，食物食用宜忌，补益、治病饮食宜忌，食物烹调宜忌，食物加工宜忌，食物贮存宜忌和特殊人群饮食宜忌7大部分内容，全面而详尽地介绍了瓜果蔬菜、肉禽蛋奶、水产海鲜、调料干货等食物的搭配与饮食宜忌规律，让读者可以合理安排一日三餐，吃得更健康。全书图文并茂，深入浅出，饮食宜忌内容一目了然，方便读者使用和查阅，给你带来体贴入微的读书感受，是一本居家必备的饮食宝典和参考工具书。

　　健康不是一种偶然，而是一种选择，希望每一位读者都能在本书的指导下科学饮食，吃得更合理，吃得更健康。

目录

绪 论

① 第一章　饮食搭配宜忌

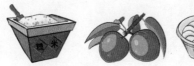

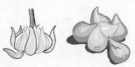

第二章　食物食用宜忌

第三章　补益、治病饮食宜忌

④ 第四章　食物烹调宜忌

第五章　食物加工宜忌

6 第六章　食物贮存宜忌

第七章　特殊人群饮食宜忌

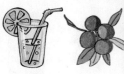

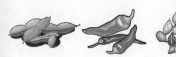

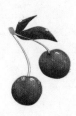

绪论

食物的特性

每种食物都有属于自己的颜色与味道。正如中医五行学说中对人体所做的"心、肝、脾、肺、肾"的划分一样,食物也可以根据不同的味道和颜色归纳出五味与五色。所谓"五色入五脏""五味入五脏",将食物与人体的健康紧密地联系在一起。所以了解了食物的五色、五味后,才能选对适合自己的食物,从而达到食疗养生的目的。

食物的五色

食物的五色包括黄、红、绿、黑、白,与中医五行说对应后就是:黄色属土,是脾之色;红色属火,是心之色;绿色属木,是肝之色;黑色属水,是肾之色;白色属金,是肺之色。

» 五色的功效

黄色的食物作用于脾,富含胡萝卜素和维生素 C,可抗氧化,提高人体免疫力,也能帮助培养积极开朗的心情,增加幽默感,更可以强化消化系统与肝脏，清除血液中的毒素，令皮肤变得细滑幼嫩。

红色的食物在视觉上能给人刺激，让人胃口大开，精神振奋，因此，红色食物是抑郁症患者的首选食物。同时红色作用于心，能减轻疲劳，激发食欲，令人精神状态变好，增强自信及意志力。

绿色的食物可舒缓肝胆压力，调节肝胆平衡，它含有丰富的维生素、矿物质以及膳食纤维，更大程度上避免癌症的发生。多食绿色食物能让我们的身体保持酸碱平衡，不仅如此，从心理方面讲，经常吃绿色食物还可舒缓压力，并能预防偏头痛等疾病。

黑色食物不仅给人们质朴、味浓的食欲感，而且补肾作用突出。经常食用这些食物，可调节人体生理功能，刺激消化系统，促进唾液分泌，有促进胃肠消化与增强造血功能的作用。同时黑色食物富含大量的微量元素及亚油酸等物质，可抵抗衰老，美容养颜。

白色食物润肺，同时白色给人干净清爽的感觉，可调节视觉平衡，安定情绪。

食物的五味

食物的五味包括：酸、苦、甘、辛、咸五种味道。根据中医五行说可分为酸味入肝，苦味入心，甘味入脾，辛味入肺，咸味入肾。

» 酸味食物

可收敛、固涩，治疗久泻、脱肛和遗精等症，也具有生津开胃、促进食物的消化吸收的保健功能，适合胃酸不足者食用。同时酸味能增强肝脏功能，但要注意合理地食用，切勿过量。

» 苦味食物

可以清热解毒，泻火通便，利尿及健胃。苦味对癌细胞有较强的杀伤力，还可调节神经系统功能，帮助缓 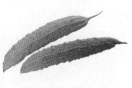 解人的紧张和压力。同时苦味食物还能解湿除燥，有促进内分泌的功效。抗菌消炎、调节酸碱平衡也是苦味食物的独特功效。

» 甘味食物

可以滋补身体，解除肌肉的疲劳，有调和脾胃、止痛、解毒的功效。但多食会导致骨骼疼痛、头发脱落，且容易使人发胖。

» 辛味食物

可发散、行气、活血解表、止痛、化痰。有散寒，舒筋活血的功效，还能增加消化液的分泌，促进血液循环及新陈代谢。若过量食用会加重痔疮、胃溃疡、便秘等患者的病情。

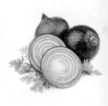

» 咸味食物

可有效软化酸性肿块，调节新陈代谢，也可补充体内缺乏的微量元素。但心脏病、高血压患者不宜多吃。

五色对五味的食用宜忌

关于食物的味道，其实不只是味觉的感知，也是调理自身的依据。中医学认为，五色、五味及五脏是相对应的，在食疗中，也具备各自不同的营养作用。怎样选择食物更有利于自身健康，关键在于全面了解"五色""五味""五脏"之间的禁忌及搭配。

黄色应脾，甘味入脾，脸色缺少明黄色的，可以多食黄色、味甘的食物，如胡萝卜等。

红色应心，苦味入心，如果想面色红润，可多补充一些红色、未苦的食物，如西红柿、橘子等。

绿色应肝，酸味入肝，面色发青的人不宜多食绿色及味酸的食物，可多食木瓜、石榴等水果。

黑色应肾，咸味入肾，面黑者要少吃黑色及咸味食物，否则会使心口烦闷、肤色晦暗，宜食海带等海藻类食物。

白色应肺，辛味入肺，想要肌肤美白，可食白色、辛味的食物，如茭白、洋葱等。

食物的四气

中药有四气五味之说，食物也有四气五味之说。熟知食物的性味，对掌握和运用好食物的养生功效有着重要意义。

日常生活中，大家可能都有这样的生活体验：把一块薄荷糖放到嘴里，咽喉里就会有一种清凉的感觉；喝一口生姜茶，胃里面就有一种温热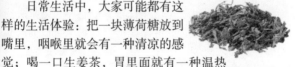感。这说明薄荷具有清凉的作用，生姜具有温热的作用。这就是食物的"气"——食物本身所具有的寒、热、温、凉4种不同的性质，即四气，也可称为"四性"。其中寒、凉同性，温、热同性，但程度上却有差异，"凉"实为"微寒"，而"热"实为"大温"。

有人会说，食物中不仅有寒、热、温、凉4种特性，还有平和之性，介乎寒与热之间，即传统食养学所说的"平性"食物。的确有平和性质的食物，但却不是绝对的不寒不热，也就是说，要么稍稍偏温，要么稍稍偏凉。所以，中医对食物特性的描述，只有"四气"或"四性"，而不是"五气"或"五性"。

食物的科学配伍

什么是食物配伍

每一种食物都有其独特的营养成分，所以我们应该摄取多种食物，以保证营养的均衡和全面。但是在食物的选择上，我们还应该注意食物的搭配问题。食物的搭配绝不是一件很简单的事情，如果食物搭配得当，就会促进营养的吸收；如果搭配不当，不仅会影响营养物质的吸收，还会危害身体健康，严重者还会导致疾病，甚至死亡。"搭配得宜能益体，搭配失宜则成疾。"也就是说，并不是所有食物都可以同时用的，食物之间也存在着"相生相克"的关系。

只要食物搭配得当，健康将变得更加轻松、容易。

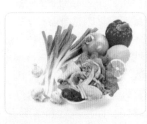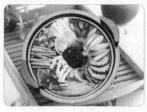

几乎所有的营养学家都认为，掌握一定的食物搭配知识是十分必要的，这有利于促进我们的身体健康，避免因为食物搭配不当而引起疾病甚至死亡。关于食物搭配的知识，是非常繁杂的，但总体上来说应遵循这样的原则，那就是最大限度地保持膳食和营养的平衡，也就是吃多种不同种类的食物，而且所吃食物的种属相隔越远越好。

在日常的生活中，我们除了掌握饮食搭配原则以外，还应该多了解各种食物的属性，关注我们经常食用的食物有哪些搭配宜忌。多了解这方面的知识，多看一些食物的营养书籍、多听一些有关的讲座，对于我们改进饮食的质量是很有帮助的。

食物搭配的几种情况

与药物的配伍同理，食物的配伍基本分为协同和拮抗两个方面。食物的协同配伍包括：相须、相使；拮抗方面包括相畏、相杀、相恶和相反。

» 相须

相须是指同类食物相互配伍使用，起到相互加强的功效。如治疗阳痿的韭菜炒胡桃仁，韭菜与胡桃仁均有温肾壮阳之功，协同使用，则壮阳之力倍增；再如治肝肾阴虚型高血压的淡菜皮蛋粥中，淡菜与皮蛋共奏补肝肾、清虚热之功。

» 相使

相使是指以一类食物为主，另一类食物为辅，使主要食物功效得以加强。如治疗类风湿性关节炎的桑枝桑葚酒中，辛散活血通经的酒，加强了桑枝的祛风湿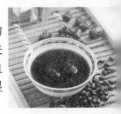作用；治风寒感冒的姜糖饮中，温中和胃的红糖，增强了生姜温中散寒的功效。相须相使是最为常用的食物配伍原则，如当归生姜羊肉汤，温补气血的羊肉与补血止痛的当归和温中散寒的生姜搭配，不仅去除了羊肉的膻味，而且还增强了补虚散寒止痛的功效。

» 相畏

相畏是指一种食物的不良作用能被另一种食物减轻或消除。如扁豆中植物血凝素的不良作用能被蒜减轻或消除。某些鱼类的不良作用，如引起腹泻、皮疹等，能被生姜减轻或消除。

» 相杀

相杀是指一种食物能减轻或消除另一种食物的不良作用。如河豚、螃蟹（大寒食物）等引

的轻微中毒和胃肠不适，可配伍橄榄或生姜以解其
毒。绿豆或大蒜又可防治毒蘑菇中毒等。实际上相畏
和相杀是同一配伍关系从不同角度的两种说法。

相恶

相恶是指在功能上互相牵制的
食物搭配，如羊肉本是温补气血的
食物，但是如果与绿豆、西瓜、鲜
萝卜等凉性食物同食，就会降低其
温补的作用；茶叶、山楂能破坏或

降低人参的补气作用，因此吃人参时不能吃山楂、喝
茶；再如养阴、生津、润燥的银耳、番茄、香蕉之类
不应当与辣椒、生姜、大蒜一同配伍食用，否则的话，
前者的功效会被后者减弱。同样的道理，有温补气血
功效的羊肉、狗肉、鹿肉，也不适合配伍生萝卜、西瓜、
地瓜等。

相反

相反是指会产生毒性反应的食物搭配，如蜂蜜反
生葱、黄瓜反花生、鹅肉反鸭梨等。

药膳配伍原则

所谓的药膳，就是药材与食材相配伍而做成的美
食。药物与食物二者相辅相成，相得益彰，既可提高
营养价值，又可防病治病、保健强身、延年益寿。

药膳的科学配伍是以中医学、烹饪学和营养学理

论为基础的，必须严格按药膳配方，将中药与某些有药用价值的食物结合起来。所以，"寓医于食"药膳是中国传统的医学知识与烹调经验相结合的产物，它既不同于一般的中药方剂，又有别于普通的饮食，是一种兼有药物功效和食品美味的特殊膳食。

药膳配伍时，既要考虑性能功效类似的药物、食物配伍，即中药配伍中的相须为用，以增强疗效，烹调时还须考虑色、香、味。

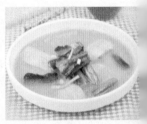

如滋补气血的黄芪鳝鱼羹，加食盐、生姜调味，配以生姜既和胃调中，提高滋补效能，又能去黄鳝的腥膻，色香味俱全。

药膳配伍时，也可以采用相使为用的配伍方法，即选用性能上并非完全相似，以一种食物或药物为主，另一种食物或药物可辅助主食、主药。如滋补药膳杞枣鸡蛋，是治慢性肝炎的佳膳。

还有一点要注意的是药膳配伍的禁忌。药膳的配伍禁忌无论是古代和现在都是十分严格的。

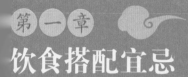

第一章
饮食搭配宜忌

食物相克

蔬菜的相克食物

菠菜

菠菜的相克食物

菠菜+猪瘦肉 减少铜吸收

菠菜含铜丰富，猪瘦肉含锌丰富。铜是制造红细胞的重要物质之一，又为钙、铁和脂肪代谢所必需的元素，如果把含铜丰富的食物和含锌较高的食物混合食用，则铜的析出量会大量减少。

菠菜+鳝鱼 腹泻

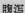

菠菜不要与鳝鱼搭配。菠菜性甘冷而滑，下气润燥；鳝鱼性甘大温，补中益气，除腹中冷气。二者性味功效皆不协调，同食容易导致腹泻。

菠菜+黄瓜 破坏维生素C

菠菜不要与黄瓜搭配。黄瓜含有维生素C分解酶，若与菠菜同时食用，菠菜中的维生素C会被分解破坏。

莼菜

莼菜的相克食物

损毛发 莼菜 + 醋

莼菜忌与醋同食。唐代孟诜："(莼菜) 不可多食，令人颜色恶。又不宜和醋食之，令人骨痿，久食损毛发。"

苋菜

苋菜的相克食物

中毒 苋菜 + 甲鱼、龟鳖

根据前人经验，苋菜不可与甲鱼、龟鳖同食，同食会中毒。《随息居饮食谱》："痧胀滑泻者忌之，尤忌与鳖同食。"

韭菜

韭菜的相克食物

发热上火 韭菜 + 牛肉

韭菜和韭黄都不可与牛肉同食，同食令人发热上火。唐代孟诜《食疗本草》："(韭菜) 不可与蜜及牛肉同食。"崔禹锡《食经》记载："黄牛水牛肉合猪肉及黍米酒食，并生寸白虫，合薤食，令人热病，合生姜食损齿。"

韭菜 + 蜂蜜　腹泻

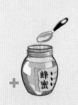

　　唐代孟诜在《食疗本草》中说："热病后十日不可食热韭，食之即发困。五月多食乏气力，冬月多食动宿饮吐水，不可与蜜及牛肉同食。"因为韭菜辛温而热，含大蒜辣素和硫化物，与蜂蜜的食物药性相反，所以二者不可同食。另外韭菜含有较多的膳食纤维，能增进胃肠蠕动，有泻下作用，蜂蜜可润肠通便，二者同食易导致腹泻。

　　韭菜和韭黄都不可与蜂蜜同食。

韭菜 + 牛奶　影响钙吸收

　　牛奶含钙丰富，钙是构成骨骼和牙齿的主要成分。牛奶与含草酸较多的韭菜混合食用，会影响钙的吸收。

韭菜 + 酒　胃肠疾病

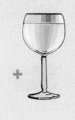

　　韭菜与酒同食易引起胃肠疾病。
　　古时有一种说法："饮白酒，食生韭，令人增病。"《饮膳正要》中记载："韭不可与酒同食。"韭菜性辛温，能壮阳活血；白酒性大热，含有大量乙醇，刺激性强，能扩张血管，加速血液循环。吃韭菜尤其是偏生的韭菜，同时喝白酒，如同浇油，可引起胃炎或胃肠道疾病复发。

芹菜

破坏维生素 B$_1$　芹菜 + 蚬

芹菜不能与蚬同食。芹菜中含有丰富的维生素 B$_1$，而蚬中含有维生素 B$_1$分解酶，在加热不充分的情况下，这些分解酶依然有相当的活性，会破坏芹菜中的维生素 B$_1$。贝类中的这种分解酶在酸性环境中分解能力降低，在食用这类食物时适当加一些醋或柠檬汁，可以更好地保护维生素 B$_1$。

芹菜与蚬同食，还会引起腹泻。

影响蛋白质吸收　芹菜 + 螃蟹

芹菜与螃蟹同食会影响人体对蛋白质的吸收。

破坏维生素 C　芹菜 + 黄瓜

芹菜不宜与黄瓜同食。黄瓜含有维生素 C 分解酶，若与含有丰富的维生素 C 的芹菜同时食用，维生素 C 则被分解破坏。

腹泻　芹菜 + 蛤

芹菜与蛤同食会引起腹泻。

茭白

茭白的相克食物

茭白 + 豆腐　**结石**

茭白不宜与豆腐同食，否则易形成结石。

茭白 + 蜂蜜　**引发痼疾**

茭白忌与蜂蜜同食。二者同食易导致旧病复发。

竹笋

竹笋的相克食物

竹笋 + 红糖　**不利健康**

竹笋甘寒，红糖甘温，食物药性稍有抵触，但二者不宜同食主要在于二者的生化成分复杂。竹笋蛋白中含有 16~18 种氨基酸，其中的赖氨酸在与糖共同加热的过程中易形成赖氨酸糖基，这种物质对人体健康不利。

竹笋 + 羊肝　**中毒**

竹笋不宜与羊肝同食。竹笋与羊肝久食易中毒。羊肝含有丰富的维生素 A，能补肝明目；竹笋内有一些生物活性物质在与羊肝一起烹调时会产生某些有害物质或破坏维生素 A 等营养素。二者偶尔同食无妨，但长久共食必然产生不良后果。唐代孙思邈："（羊肝）合苦笋食，病青盲。"

结石 竹笋 + 豆腐

竹笋不宜与豆腐同食，同食则易生结石。

茄子

茄子的相克食物

损肠胃 茄子 + 黑鱼

茄子忌与黑鱼同食，同食有损肠胃。

损肠胃 茄子 + 螃蟹

茄子忌与螃蟹同食。《本草纲目》记载："茄性寒利，多食必腹痛下利。"而螃蟹也属冷利寒凉之物，二者同食易损伤肠胃。

西红柿

西红柿的相克食物

西红柿 + 猪肝　破坏维生素C

西红柿富含维生素C。猪肝中含铜、铁元素丰富,能使维生素C氧化,使其失去原来的抗氧化功能。因此富含维生素C的西红柿等蔬菜不宜与猪肝同食。

黄瓜

黄瓜的相克食物

黄瓜 + 富含维生素C的食物　破坏维生素C

黄瓜含有维生素C分解酶,若与富含维生素C的食物同时食用,维生素C会被分解破坏。因此,黄瓜不宜与芹菜、西红柿、小白菜、菠菜、菜花、橘子等蔬菜、水果同食。

另外,南瓜、胡萝卜、笋瓜等皆含有维生素C分解酶,也不宜与富含维生素C的食物同时食用。

黄瓜 + 花生　腹泻

花生忌黄瓜,同食则腹泻。花生油脂含量丰富,黄瓜性味甘寒,油脂与寒凉之物同食,极易导致腹泻。

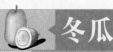

冬瓜的相克食物

降低滋补效果 冬瓜 + 滋补药

　　服滋补药品时忌食冬瓜，否则会降低滋补效果，达不到理想的滋补目的。

南瓜的相克食物

南瓜

破坏维生素C 南瓜 + 富含维生素C的食物

　　南瓜含有维生素C分解酶，若与含有丰富维生素C的食物同时食用，维生素C会被分解破坏。因此，南瓜不宜与辣椒、油菜、白菜、苹果、橘子等蔬菜水果同食。而且南瓜更适宜蒸、煮食用，这样可以破坏这种分解酶，尽可能保护维生素C。

菱角的相克食物

菱角

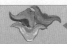

肝痛 菱角 + 猪肉

　　菱角与猪肉同食易导致肝痛。

菱角 + 蜂蜜　消化不良

菱角特别是生菱角性味寒凉，多食令人腹胀。菱角与蜂蜜同食，易导致消化不良，出现腹胀、腹痛、腹泻症状。

口蘑　　　口蘑的相克食物

口蘑 + 味精、鸡精　鲜味反失

用口蘑制作菜肴时不宜放味精或鸡精，否则口蘑原有的鲜味反而会损失。

萝卜　　　萝卜的相克食物

白萝卜 + 胡萝卜　破坏维生素 C

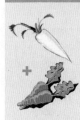

白萝卜主泻，胡萝卜为补，所以二者最好不要同食。

白萝卜的维生素 C 含量极高，胡萝卜中含有维生素 C 分解酶，会破坏白萝卜中的维生素 C。

若要一起吃应加些醋来调和，维生素 C 分解酶的作用就会急速减弱，比较利于营养吸收。另外，胡萝卜与所有富

含维生素C的蔬菜（辣椒、西红柿等）
配合烹调都会充当这种破坏者，加一些
醋能得到改善。

甲状腺肿 萝卜+橘子

　　萝卜等十字花科蔬菜，被人体摄取
后可迅速产生一种叫硫氰酸盐的物质，
并很快代谢产生另一种抗甲状腺的物
质——硫氰酸。此时，人体若同时摄入
含大量植物色素的水果，如橘子、葡萄
等，这些水果中的类黄酮物质在肠道中
被细菌分解，即可转化为羟苯甲酸及阿
魏酸，会加强硫氰酸抑制甲状腺的作用，
从而诱发或导致甲状腺肿。因此，萝卜
不宜与橘子同吃。

甲状腺肿 萝卜+柿子

　　萝卜忌与柿子同食。人吃了大量含
植物色素的水果，会在肠道内分解出一
种酸性物质，从而加强吃萝卜后人体产
生的硫氰酸抑制甲状腺的作用，最终诱
发或导致甲状腺肿。柿子、梨、苹果、
葡萄等水果都含有大量的植物色素，吃
了萝卜后，短时间内不要再吃这些水果。

破坏药效 萝卜+人参

　　服用人参、西洋参时不要吃萝卜。

人参能够大补元气，萝卜熟食则破气，一补一破，药效相反，人参就起不到补益作用了。

豆芽

豆芽的相克食物

豆芽 + 猪肝 影响蛋白质吸收

豆芽富含维生素C，维生素C在中性及碱性溶液中极不稳定，特别有微量金属离子如铜、铁离子存在时，更易被氧化分解，即使是微量的铜离子，也能使维生素C氧化速度大大加快。猪肝中含铜、铁元素丰富，能使豆芽中的维生素C氧化，使其失去原来的抗坏血酸功能。

所以富含维生素C的蔬菜水果忌与肝（包括猪肝、牛肝、羊肝、鸡肝等）同食，否则会破坏营养成分。

莴笋

莴笋的相克食物

莴笋 + 蜂蜜 腹泻

莴笋性寒；蜂蜜具有润肠通便的功效。二者同食不利肠胃，容易导致腹泻。

水果、干果的相克食物

梨的相克食物

梨

伤肠胃 梨 + 螃蟹

螃蟹与梨相克，不可同食。《饮膳正要》一书中有"柿、梨不可与蟹同食"的说法。梨味甘微酸性寒，多食伤人。由于梨性寒凉，螃蟹亦冷利，二者同食，伤人肠胃。

腹泻 梨 + 油腻食品

梨忌与油腻之物同食，否则易腹泻。

橙子的相克食物

橙子

影响消化 橙子 + 牛奶

吃橙子前后 1 小时内不要喝牛奶，因为牛奶中的蛋白质遇到果酸会凝固，影响消化吸收。《本草拾遗》："牛乳与酸物相反，令人腹中症结，患冷气人忌之。合生鱼食作瘕。"

葡萄

葡萄 + 水产品　影响消化吸收

　　葡萄不宜与水产品同时食用，间隔4小时为宜，以免葡萄中的鞣酸与水产品中的钙质形成难以吸收的物质，影响健康。

柿子

柿子 + 章鱼　上吐下泻

　　柿子甘涩性寒，章鱼味甘咸寒，二者都属于寒凉的食物，同食易导致腹泻。同时章鱼中丰富的蛋白质与柿子中的鞣酸结合，生成鞣酸蛋白，刺激肠胃，可引起呕吐、腹痛、腹泻等症状。

柿子 + 酒　结石

　　酒会刺激胃肠道使胃酸分泌增加，柿子中的鞣酸与胃酸会形成黏稠物质，易与膳食纤维绞结成团，形成柿石，也就是结石。另外，柿子性寒，酒性热，二者不宜同食。《饮食须知》："（柿子）多食发痰。同酒食易醉，或心痛欲死。"

腹痛、腹泻 柿子 + 螃蟹

柿子和螃蟹同属寒性食物，不宜同时食用。柿子中的鞣酸与螃蟹中的蛋白质结合，生成鞣酸蛋白，成为不易消化吸收的团块，刺激肠胃，可引起呕吐、腹痛、腹泻等症状。螃蟹肥美之时也正是柿子成熟的季节，尤其应当注意螃蟹忌与柿子混吃。

从食物药性看，柿子和螃蟹都属寒性食物，二者同食更易损伤肠胃，特别是体质虚寒者应禁食。《本草纲目》："蟹不可同柿及荆芥食，发霍乱，动风。"《本草图经》："凡食柿，不可与蟹同，令人腹痛大泻。"《本经逢原》："蟹与柿性寒，所以二物不宜同食，令人泄泻，发癥瘕。"

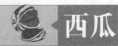

西瓜的相克食物　　　西瓜

中毒 西瓜 + 羊肉

西瓜与羊肉性味相反，同食有可能导致中毒。

香瓜

香瓜的相克食物

香瓜 + 螃蟹　腹泻

香瓜性味甘寒而滑利，能除热通便。螃蟹亦属寒凉之物，二者同食有损肠胃，易致腹泻。

香瓜 + 油饼　腹泻

香瓜性味甘寒而滑利，与油腻之物同食易导致腹泻。

李子

李子的相克食物

李子 + 青鱼　助湿生热

李子忌与青鱼同食。青鱼性味甘平，益气除湿，养胃醒脾，含有丰富的蛋白质、脂肪、糖类，并含有多种维生素，还含有锌、钙、磷、铁、镁等矿物质，是淡水鱼中的上品。但李子甘酸性凉，助湿生痰，所以二者不宜同食。

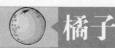

橘子

影响消化 | 橘子 + 牛奶

吃橘子前后1小时内不要喝牛奶，因为牛奶中的蛋白质遇到果酸会凝固，影响消化吸收。

影响消化 | 橘子 + 豆浆

喝豆浆时不宜同时食用橘子。橘子含有大量的果酸和草酸，豆浆在酸的作用下产生变性沉淀物，不仅降低营养价值，还会引起婴幼儿腹胀、消化功能失调。

破坏维生素C | 橘子 + 黄瓜

黄瓜中含有维生素C分解酶，破坏同食食物中的维生素C。橘子是维生素C含量丰富的食物，如果与黄瓜同食，其中的维生素C会遭到破坏，从而使营养成分大大损失。

气滞生痰 | 橘子 + 螃蟹

橘子性寒，聚湿生痰。螃蟹寒凉，与橘子同食会导致气滞生痰。气管炎患者尤其要注意二者不可同吃。

橘子 + 蛤　气滞生痰

蛤与螃蟹的性味相似，与橘子同食会导致气滞生痰。

橘子 + 兔肉　腹泻

橘子与兔肉同食容易导致腹泻。

山楂

山楂的相克食物

山楂 + 胡萝卜　破坏维生素 C

胡萝卜中含有维生素 C 分解酶，会破坏山楂中的维生素 C。胡萝卜也不适宜与其他富含维生素 C 的食物一起食用。

山楂 + 海鲜　便秘、腹痛

海鲜除含钙、铁、锌等矿物质外，还含有丰富的蛋白质，而山楂等水果中含有相当多的鞣酸，蛋白质与鞣酸结合，生成鞣酸蛋白，刺激肠胃，有一定收敛作用，会导致便秘，还可引起呕吐、腹痛等。

降低滋补性 山楂 + 人参

山楂忌与人参、西洋参同服。《得配
本草》："气虚便溏,脾虚不食。二者禁用,
及人参者忌之。"

影响消化 山楂 + 柠檬

山楂与柠檬都极为酸涩,一起食用
会刺激胃肠黏膜,影响消化。

柠檬

柠檬的相克食物

影响消化 柠檬 + 牛奶

柠檬含有非常丰富的鞣酸,会与牛
奶中大量的蛋白质化合成鞣酸蛋白,不
但蛋白质受到破坏,而且影响人体对营
养成分的消化吸收,会引起腹痛、便秘
等症状。

石榴

石榴的相克食物

刺激胃肠 石榴 + 螃蟹

石榴含鞣酸较多,若与螃蟹同时食

用，不仅会降低螃蟹中蛋白质的营养价值，还会使螃蟹中的钙与鞣酸结合成一种新的不易消化的物质，刺激胃肠，出现腹痛、恶心、呕吐等症状。所以石榴不宜与螃蟹等海鲜同时食用。

杨梅

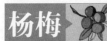

杨梅的相克食物

杨梅 + 鸭肉　肠胃不适

　　杨梅性温，鸭肉性凉，二者同食，容易刺激胃黏膜，导致肠胃不适。

枇杷

枇杷的相克食物

枇杷 + 小麦　生痰

　　小麦味甘、性凉，宜于湿热泄泻者食用。枇杷易助湿生痰，会削弱小麦的补养功效，易导致痰多。

枇杷 + 烤肉　皮肤发黄

　　吃烤肉的时候不要吃枇杷，否则会生热"上火"，皮肤发黄。《类摘良忌》：

批杷不可同炙肉、热面同食，令人患热
疾黄。"

番荔枝的相克食物

番荔枝

影响消化 番荔枝 + 乳品

番荔枝甘温而涩并且含有鞣质，勿
与乳制品、高蛋白的食品同食，以免生
成不易消化的物质。

蓝莓的相克食物

蓝莓

影响消化 蓝莓 + 乳品

蓝莓汁液中的某些成分会导致蛋白
质的凝固，勿与牛奶等乳制品一起食用。

杧果的相克食物

杧果

皮肤发黄 杧果 + 大蒜

食用杧果时应避免同时食用大蒜等。

食用杞果时应避免同时食用大蒜等辛辣食物，以免皮肤发黄。《开宝本草》："动风气，天行病后及饱食后俱不可食之，又不可同大蒜辛物食，令人患黄病。"

猕猴桃

猕猴桃的相克食物

猕猴桃 + 乳品　腹痛、腹泻

由于猕猴桃中维生素 C 含量颇高，易与奶制品中的蛋白质凝结成块，不但影响消化吸收，还会使人出现腹胀、腹痛、腹泻，故食用猕猴桃后一定不要马上喝牛奶或吃其他乳制品。

猕猴桃 + 虾　中毒

猕猴桃富含维生素 C，而虾中的无毒砷化合物会被维生素 C 还原为剧毒"砒霜"，导致人体中毒，吃多了还会危及生命。

花生

花生的相克食物

花生 + 螃蟹　腹泻

花生是属于较为油腻的食物，脂肪

含量丰富。油腻之物遇冷利之物螃蟹容易导致腹泻。

榧子的相克食物

榧子

腹泻 榧子 + 绿豆

榧子不要与绿豆同食，否则容易发生腹泻。《本草求真》："（绿豆）与榧子相反，同食则杀人。"

苹果的相克食物

苹果

便秘 苹果 + 水产品

苹果不宜与水产品同食，一般水产品除含钙、铁、磷、碘等矿物质外，还含有丰富的蛋白质，而苹果等水果都含有鞣酸，若混合食用会化合成鞣酸蛋白，不但蛋白质受到破坏，而且这种物质有收敛作用，会导致便秘，增加对肠内毒物的吸收，引起腹痛、恶心、呕吐等症状。

枣

枣 + 海鲜　减少铜吸收

　　枣不可与海鲜同食，否则令人腰膝疼痛。

甘蔗

甘蔗 + 酒　生痰

　　甘蔗可解酒，但与酒同食易生痰。

肉、蛋、奶的相克食物

猪肉

猪肉 + 茶　便秘

　　食用猪肉的同时和食用后都不宜大量饮茶。因为茶叶中鞣酸会与肉中的蛋质合成具有收敛性的鞣酸蛋白质，使肠蠕动减慢，延长粪便在肠道中的滞留时间，不但易造成便秘，而且还增加了有毒物质和致癌物质的吸收，影响健康。

脱发 `猪肉 + 荞麦`

猪肉忌与荞麦同食，同食易导致毛发脱落。

久食伤身 `猪肉 + 甲鱼`

医圣孙思邈云："鳖肉不可合猪、兔、鸭肉食，损人。"因为甲鱼属寒性，猪、兔、鸭肉也都属寒性，不宜同食。《本草纲目》中也引述了上述内容。

功效抵触 `猪肉 + 牛肉`

猪肉和牛肉不共食的说法由来已久，《饮膳正要》指出："猪肉不可与牛肉同食。"这主要是从中医角度来考虑，一是从中医食物药性来看，猪肉酸冷、微寒，有滋腻阴寒之性，而牛肉则气味甘温，能补脾胃、壮腰脚，有安中益气之功。二者一温一寒，一补中脾胃，一冷腻虚人。性味有所抵触，故忌同食。

猪肉、猪蹄 + 豆类　腹胀气滞影响矿物质吸收

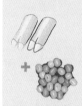

　　猪肉与豆类同食易引起腹胀气滞。从现代营养学观点来看，豆类与猪肉忌搭配，因为豆中植酸含量很高，60%~80%的磷是以植酸形式存在的，它常与蛋白质和矿物质元素形成复合物，降低利用效率；另外，豆类与瘦肉、鱼类等荤食中的矿物质如钙、铁、锌等结合，会干扰和降低人体对这些元素的吸收。故猪肉忌与豆类搭配，猪蹄炖黄豆是不科学的菜肴。

猪肉 + 鲫鱼、虾　气滞

　　猪肉忌与鲫鱼、虾同食，同食令人气滞。猪肉性味酸冷微寒，鲫鱼甘温，性味功能略有不同。偶尔同食无妨，但不宜在一个菜里搭配烹调。另外鱼类皆有鱼腥气，一般不与猪肉配食。《饮膳正要》记载："鲫鱼不可与猪肉同食。"

猪肉 + 羊肝　心闷

　　中医云："猪肉共羊肝合食之，令人心闷。"这主要是因为羊肝气味苦寒，补肝、明目、治肝风虚热；"猪肉滋腻，入胃便作湿热。"从食物药性讲，配伍忌。羊肝有膻气，与猪肉共同烹炒则易生怪味，从烹饪角度讲亦不相宜。

伤肠胃、脱眉毛 猪肉 + 田螺

　　猪肉酸冷寒腻，田螺大寒，二者同食易伤肠胃。还有一种说法是猪肉忌与田螺同食，久食则脱眉毛。

减少锌吸收 猪瘦肉 + 高膳食纤维食品

　　瘦肉含锌非常丰富，不宜与蚕豆、玉米制品、黑面包等膳食纤维含量高的食物同吃，因为膳食纤维会减少锌的吸收量。

火腿的相克食物 **火腿**

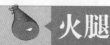

致癌 火腿 + 乳酸饮料

　　为了保存肉制品，通常会添加硝酸盐来防止食物腐败及肉毒杆菌生长。当硝酸盐碰上有机酸时，会转变为一种致癌物质亚硝酸胺。火腿、培根等和乳酸饮料一起食用易致癌。

动物肝脏的相克食物 **动物肝脏**

破坏维生素 C 动物肝脏 + 富含维生素 C 的食物

动物肝脏做菜或做汤，忌配西红柿、

辣椒、毛豆等富含维生素 C 的蔬菜，否则会破坏营养成分。

维生素 C 在中性及碱性溶液中极不稳定，特别在有铜、铁离子存在时，更易被氧化分解，即使是微量的铜离子，也能使维生素 C 的氧化速度大大加快。猪肝中含铜、铁元素丰富，能使维生素 C 氧化，使其失去原来的抗氧化功能。所以猪肝、牛肝、羊肝、鸡肝等忌与富含维生素 C 的蔬菜同食。

同理，动物肝脏忌与富含维生素 C 的水果同食，刚吃完后也忌吃水果。

猪肝 + 鱼肉　伤神

猪肝忌与鲤鱼、鲫鱼等鱼肉同食，否则影响消化，久食令人伤神。

牛肝 + 鳗鱼　有害身体

牛肝与鳗鱼同食会产生不良的生化反应，对身体有害。牛肝所含生物活性物质极为复杂，《本草纲目》记载鳗鱼肉有毒，主要是其中某些生物活性物质会对人体产生一定的不良作用。偶尔同食之可能无妨，多食久食则对身体有害。

有害身体 牛肝 + 鲇鱼

牛肝忌鲇鱼。《饮膳正要》记载："牛肝不可与鲇鱼同食。"鲇鱼肉中某些复杂的生物化学成分会使人体有不适之感。牛肝中的某些维生素、矿物质和酶类与鲇鱼中的某些成分共同作用，可产生不良的生化反应，对人体有害。

猪血的相克食物

猪血

气滞 猪血 + 黄豆

猪血忌与黄豆同食，同食则令人气滞，消化不良。

牛肉的相克食物

牛肉

引发痼疾 牛肉 + 鱼肉

牛肉不可与鱼肉一起烹调食用，否则会引发痼疾。

牛肉 + 田螺 腹胀

　　牛肉与田螺同食不易消化，会引起腹胀。

羊肉

羊肉的相克食物

羊肉 + 霉干菜 胸闷

　　羊肉忌与霉干菜同食，同食易引起胸闷。

羊肉 + 豆瓣酱 功效相反

　　羊肉大热助火；豆瓣酱含有丰富的蛋白质和维生素，可延缓动脉硬化，降低胆固醇，促进肠蠕动，增进食欲，有益气健脾、利湿消肿之功。二者功效相反，不宜同食。

羊肉 + 奶酪 不良反应

　　羊肉大热，奶酪性寒甘酸，可能会与羊肉发生不良的生化反应。二者不宜搭配食用。

便秘　羊肉 + 茶

羊肉含有丰富的蛋白质，能同茶叶中的鞣酸结合，生成一种叫鞣酸蛋白质的物质。这种物质可使肠的蠕动减弱，大便里的水分减少，容易发生便秘。吃其他肉类食品时，也最好不要边喝茶边吃肉。

内热急火攻心　羊肉 + 醋

羊肉不宜与醋搭配。醋性酸温，能消肿活血，杀菌解毒，适宜与寒性食物如蟹等配合；羊肉大热，与醋同食可能导致内热急火攻心，平时心脏功能不好及血液病患者更应该注意。《本草纲目》记载："羊肉同豆酱食发痼疾，同醋食伤人心。"

中毒　羊肉 + 鲇鱼

羊肉忌与鲇鱼同食，否则会中毒。

功效相反　羊肉 + 荞麦

羊肉不宜与荞麦搭配。中医认为，荞麦气味甘平，性寒，能降压止血，而羊肉大热，功效与之相反。

狗肉

狗肉 + 鲤鱼　引发痼疾

根据前人经验，狗肉忌与鲤鱼一同食用，否则易复发痼疾。唐代孟诜："天行病后下痢及宿症，俱不可食。服天门冬、朱砂不可食。不可合犬肉及葵菜食。"

狗肉、狗血 + 鳝鱼　助热动风

狗肉与鳝鱼同属温热之物，同食助热动风，阴虚火盛者尤其忌食。《本草纲目》中记载："鳝鱼不可合犬肉犬血食之。"

狗肉 + 茶　便秘

狗肉忌与茶同食，食用狗肉后也不宜大量饮茶。因为茶中的鞣酸会与肉中的蛋白质合成具有收敛性的鞣酸蛋白质，使肠蠕动减慢，延长粪便在肠道中的滞留时间，不但易造成便秘，而且还增加了有毒物质和致癌物质的吸收，影响健康。

狗肉 + 泥鳅　上火

狗肉忌与泥鳅同食。狗肉与泥鳅都属于温热之物，同食易"上火"，阴虚火盛者尤其忌食。

助热生火　狗肉 + 葱

狗肉性热，助阳动火；葱性辛温发散，利窍通阳。二者同食，助热生火，有鼻衄症状者尤其应当注意。

鸡肉的相克食物

鸡肉

功效相反　鸡肉 + 大蒜

鸡肉忌与大蒜同食。大蒜性味辛温，下气消积，除风杀毒；鸡肉甘酸温补。二者共用功效相反。大蒜异味浓重，会掩盖鸡肉的鲜味。《金匮要略》记载："鸡，不可合胡蒜食之，滞气。"

伤元气　鸡肉 + 芥末

鸡肉忌芥末。鸡肉与芥末同食会伤元气。芥末生热，鸡肉温补，二者同食易"上火"，无益于健康。《饮食须知》："鸡肉，善发风助肝火。同葫、蒜、芥、李及兔、犬肝、犬肾食，并令人泻痢。"

伤元气　鸡肉 + 虾

鸡肉忌与虾同食。《饮食须知》："鸡肉，善发风助肝火……同鲤鱼、鲫鱼、虾子食，成痈疖。"

鸡肉 + 鲤鱼　功效相反

　　鸡肉忌与鲤鱼同食。鸡肉甘温，鲤鱼甘平。鸡肉补中助阳，鲤鱼下气利水，功效相反。古籍中常有鸡鱼不可同食的说法。《饮食须知》："鸡肉，善发风助肝火……同鲤鱼、鲫鱼、虾子食，成痈疖。"

鸡肉 + 甲鱼　生痈疖

　　根据前人经验，鸡肉忌与甲鱼同食。《饮食须知》："小儿食多，腹内生虫，五岁以下忌食。四月勿食抱鸡肉。男女虚乏有风病人食之，无不足发。勿同野鸡、鳖肉食。"

鹿肉 　鹿肉的相克食物

鹿肉 + 鱼、虾　不良反应

　　鹿肉不宜与鱼、虾同食。鹿肉与鱼虾同食会发生不良反应，癌症患者尤其要注意。

驴肉

便秘 驴肉 + 茶

吃驴肉后不宜立即饮茶，否则易造成便秘。

鸡蛋

鸡蛋的相克食物

便秘 鸡蛋 + 茶

鸡蛋不宜与茶搭配。茶水（尤其是浓茶）中的单宁酸能使鸡蛋中的蛋白质变成不易消化的凝固物质，从而影响人体对蛋白质的吸收和利用。茶叶中的酸性物质还会与鸡蛋中的铁元素结合，对胃有刺激作用，且不利于消化吸收。人们喜欢吃的茶叶蛋原来并不科学。

腹泻、生结石 鸡蛋 + 柿子

鸡蛋忌与柿子同食，同食可引起腹痛、腹泻，易形成"柿结石"。

鸡蛋 + 红糖　同煮影响吸收

　　很多人在做鸡蛋汤时，锅内水烧沸后，打入鸡蛋液，再加入红糖，然后用中火煮至沸腾，盛出来食用。这种做法会破坏鸡蛋中的营养成分。

　　因为在长期加热的条件下，鸡蛋中的氨基酸与糖之间会发生化学反应，结果生成一种叫糖基赖氨酸的化合物，破坏了鸡蛋中对人体十分有益的氨基酸成分。所产生的化合物不仅不容易被人体所吸收而且有毒性。因此，鸡蛋加红糖共煮的做法不可取，会使鸡蛋的营养价值大大下降，甚至给人体健康带来损害。

　　如果将煮好的鸡蛋盛出，再加入红糖搅拌均匀食用，则可得到补益效果。

鸡蛋 + 白糖　影响消化吸收

　　很多地方有吃糖水荷包蛋的习惯。其实，鸡蛋和白糖同煮，会使鸡蛋蛋白质中的氨基酸形成糖基赖氨酸的化合物，这种物质对健康会产生不良作用。可在鸡蛋煮熟后再加入白糖食用。

鸡蛋 + 味精　破坏鸡蛋鲜味

　　鸡蛋本身含有许多与味精成分相同的谷氨酸，炒鸡蛋时如果放味精，不仅不能增加鲜味，反而会掩盖鸡蛋的天然鲜味。

影响蛋白质消化吸收 鸡蛋 + 豆浆

鸡蛋不能冲入豆浆。鸡蛋里丰富的蛋白质经过胃蛋白酶和胰蛋白酶分解为氨基酸，然后被人体吸收利用，而豆浆中含有一种胰蛋白酶抑制物质，能破坏胰蛋白酶的活性，影响蛋白质的消化和吸收。

牛奶的相克食物 牛奶 **牛奶**

降低药效 牛奶 + 药

牛奶中的钙、磷、铁容易和药品中的有机物质发生化学反应，生成难溶而稳定的物质，使牛奶和药中的有效成分遭到破坏，从而降低药效。因此，服药的时候不要喝牛奶，更不要用牛奶送服药物。

脂肪肝 牛奶 + 酒

牛奶与酒相克。牛奶味甘微寒，能补虚润肠，清热解毒；白酒甘辛大热，能散冷气，通血脉，除风下气。二者性味功能皆相反，不能同食。

从现代营养学观点分析，乙醇有抑制脂肪氧化分解和促进脂肪合成的作用，它可使脂肪在肝脏中蓄积，从而诱发脂肪肝。牛奶脂肪含量丰富，若与乙醇合饮，会增加脂肪向肝的流入。酒中除乙醇外，还含有一些有害成分，如甲醇、醛类等有害人体健康，而且能使蛋白质凝固，降低牛奶的营养价值。

牛奶 + 红糖　牛奶营养价值降低

牛奶不宜与红糖搭配。红糖中的非糖物质及有机酸（如草酸、苹果酸）较多，牛奶中的蛋白质遇酸易发生凝聚或沉淀，使营养价值大大降低。

牛奶 + 醋　结石

醋中含醋酸及多种有机酸。牛奶是一种胶体混合物，具有两性电解质性质，而且其本身就有一定的酸度。当酸度增加到 pH 值 4.6 以下时，牛奶会发生凝集和沉淀，不易被消化吸收，肠胃虚寒之人更易引起消化不良或腹泻。久食易导致结石。

牛奶 + 酸性饮料　影响吸收

牛奶不宜与酸性饮料同饮。牛奶含有丰富的蛋白质，与酸性饮料 相遇会在胃中凝结成块，影响吸收，从而降低牛奶的营养价值。

中毒 牛奶 + 生鱼

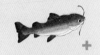

牛奶与生鱼肉同食会引起中毒。

酸奶的相克食物

酸奶

影响钙吸收 酸奶 + 黄豆

酸奶含有丰富的钙质，黄豆中的某些化学成分会影响人体对钙的消化与吸收。

降低药效 酸奶 + 药

不要用酸奶代替水服药，特别是不能用酸奶送服氯霉素、红霉素、磺胺等抗生素及治疗腹泻的一些药物，否则不仅会降低药效，还可能发生不良反应，危害健康。

致癌 酸奶 + 香肠

香肠与酸奶同食易产生致癌物质亚硝酸钠，严重危害人体健康。

酸奶 + 香蕉	致癌

酸奶与香蕉同食易产生致癌物质，对健康不利。

鸭蛋

鸭蛋的相克食物

鸭蛋 + 甲鱼	寒凉伤身

鸭蛋的药性属微寒，而甲鱼也是寒性食物，二者都属于寒凉之物，同食则伤身。特别是体质虚寒的人更应注意不可同食。

《金匮要略》云："鸭卵不可合鳖肉食之。"《饮食须知》："（鸭蛋）不可合鳖肉、李子食，害人。"南北朝陶弘景《养性延命录》记载："鸭卵不可合鳖肉、李子食。"

水产品的相克食物

鲤鱼

鲤鱼的相克食物

鲤鱼 + 红豆	排尿过多

鲤鱼忌与红豆同食。鲤鱼利水消肿；

红豆甘酸咸冷，下水利肿，解热毒。二者同食，利水作用更强，能辅助治疗肾炎水肿，但这只是针对患者而言，常人不可食用。

黄鱼

难消化 黄鱼 + 荞麦

　　黄鱼与荞麦不宜同食。黄鱼多脂，不易消化。二者同食，更加重肠胃负担。《食疗本草》中说："荞麦难消，动热风，不宜多食。"医圣孙思邈也曾说过："荞麦面酸，微寒，食之难消……不可合黄鱼食。"《类摘良忌》："江鱼即黄鱼也，不可与荞麦食，令人失音。"

黑鱼

伤肠胃 黑鱼 + 茄子

黑鱼忌与茄子同食，否则有损肠胃。

鲫鱼

鲫鱼 + 鹿肉　生痈疽

　　唐宋时期张鼎的《食疗心镜》记载："（鲫鱼）合蒜食少热，同砂糖食生疳虫，同芥菜食成肿疾，同猪肝、鸡肉、雉肉、鹿肉、猴肉食生痈疽，同麦门冬食害人。"

鲫鱼 + 猪肝　伤神、生疮痈

　　鲫鱼忌与猪肝同食，否则刺激作用过大，影响消化，久食令人伤神，疮痈热病者尤其要忌食。

泥鳅

泥鳅 + 螃蟹　功效相反

　　《本草纲目》中说："泥鳅甘平无毒，能暖中益气，治消渴饮水，阳事不起。"可见泥鳅性温补，而蟹性冷利，功效相反，故二者不宜同吃。另外，从生化反应方面来讲，也不利于人体。

消化不良 螃蟹 + 茶

螃蟹不宜与茶同食，吃蟹前后1小时内忌饮茶。

中毒 螃蟹 + 蜂蜜

螃蟹与蜂蜜同食可导致中毒。

腹泻 螃蟹 + 冷饮

螃蟹与冰水、冰棒、冰激凌等冷饮同食易腹泻。冷饮寒凉，使肠胃温度降低，与螃蟹同食必致腹泻。所以吃螃蟹时和吃螃蟹后都不宜吃冷饮。

虾的相克食物 **虾**

损精 虾 + 猪肉

虾与猪肉同食损精，男性特别要注意。

虾皮 + 黄豆　消化不良

虾皮和黄豆同食会引起消化不良。

牡蛎　牡蛎的相克食物

牡蛎 + 高膳食纤维食品　减少锌吸收

牡蛎等海生软体动物含锌非常丰富，不宜与蚕豆、玉米制品、黑面包等膳食纤维含量高的食物同吃，因为膳食纤维能使锌的吸收量减少 65%~100%。

鳗鱼　鳗鱼的相克食物

鳗鱼 + 醋　中毒

鳗鱼与醋同食易中毒。

海蜇

海蜇的相克食物

易变质 海蜇 + 白糖

海蜇忌与白糖同腌，否则容易腐败变质，不能久藏。《本草求真》："忌白糖，同淹则虫宅随即消化而不能以久藏。"

蜗牛

蜗牛的相克食物

荨麻疹 蜗牛 + 螃蟹

蜗牛与螃蟹同食，有的人可能会出现荨麻疹。

田螺

田螺的相克食物

肠绞痛 田螺 + 蚕豆

田螺忌与蚕豆同食，否则会发生肠绞痛。

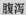 **田螺 + 冰水** 腹泻

田螺与冰水同食容易导致腹泻。冰水或其他冰制品能降低人的肠胃温度，降低消化能力。田螺性寒，食用田螺后如果饮用冰水或食用冰制品都可能导致消化不良或腹泻，所以二者不可同食。

紫菜

 紫菜的相克食物

紫菜 + 酸涩的水果 胃肠不适

紫菜含有丰富的钙，柿子、葡萄、山楂、石榴等酸涩的水果中含有大量的鞣酸，鞣酸会与紫菜中的钙结合生成不溶性的物质，影响人体对某些营养成分的消化吸收，导致胃肠不适。因此，紫菜不要与酸涩的水果同食，也不要在间隔很短的时间内食用。

海带

海带的相克食物

海带 + 茶 胃肠不适

吃海带后不要马上喝茶，否则会影响人体对某些营养成分的消化吸收，导致胃肠不适。

胃肠不适　海带 + 酸涩的水果

吃海带后不要立刻吃酸涩的水果。柿子、葡萄、山楂、石榴等酸涩的水果中含有大量的鞣酸，鞣酸会与海带中的钙结合生成不溶性的物质，影响人体对某些营养成分的消化吸收，导致胃肠不适。

海参的相克食物

海参

口感差　海参 + 醋

海参味甘咸，性温；醋性酸温。二者食性并不相克，但是海参就其成分与结构而言属于胶原蛋白，并由膳食纤维形成复杂的空间结构，当外界环境发生变化（如遇酸或碱）就会影响蛋白质分子，从而破坏其空间结构，蛋白质的性质随之改变。

如果烹制海参时加醋，会使菜汤中的 pH 值下降，当 pH 值接近 4.6 时，蛋白质的空间结构即发生变化，蛋白质分子便会出现不同程度的凝集、紧缩，这时的海参吃起来口感、味道均较差，所以烹制海参不宜加醋。

海藻

海藻 + 甘草　功效相反

食用海藻时忌服用甘草，二者功效相反。《本草经集注》："海藻反甘草。"

五谷杂粮的相克食物

大米

大米 + 碱　脚气病

煮米粥时加碱，米烂得快，但这样做会使粥里的维生素 B_1 大量损失。大米是人体维生素 B_1 的重要来源，如果经常在煮粥时放碱，会导致维生素 B_1 缺乏，出现"脚气病"。

红薯

红薯 + 柿子　胃柿石症

红薯忌与柿子一起吃。人吃了红薯

后胃酸分泌增多，另外红薯内还含有丰富的膳食纤维，这些物质与柿子中的胶酚、果胶结合，容易形成"胃柿石"。

胃柿石是胃结石的一种，如果胃柿石长期滞留于胃中，会刺激胃黏膜，引起炎症、糜烂、溃疡，并引起胃功能紊乱，即胃柿石症。胃柿石严重时可导致胃出血，危及生命。

影响消化 红薯+豆浆

喝豆浆时不宜食用红薯或橘子。红薯食后会产生大量果酸，果酸可使豆浆中的蛋白质凝固变性，影响消化吸收。

面部生斑 红薯+香蕉

红薯与香蕉同食脸上会长色斑。

结石、腹泻 红薯+西红柿

红薯与西红柿同食易生结石，还会引起呕吐、腹痛、腹泻。

红薯 + 螃蟹 ▶ 结石

红薯与螃蟹同食容易形成结石。

红薯 + 白酒 ▶ 结石

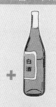

红薯与白酒同食易患结石。

豆浆

豆浆的相克食物

豆浆 + 红糖 ▶ 影响消化吸收

喝豆浆不要加红糖。红糖里的有机酸能够与豆浆中的蛋白质结合产生沉淀，对身体不利。但白糖可与豆浆同食。

豆浆 + 蜂蜜 ▶ 影响消化、损听力

豆浆不宜与蜂蜜搭配。蜂蜜中的有机酸与豆浆中的蛋白质结合产生沉淀，

不能被人体吸收。另外豆腐与蜂蜜同食，对听力也有损害。

影响药效 | 豆浆 + 药

喝豆浆与服用药物的时间应间隔半小时以上，以免药物破坏豆浆的营养成分，而且豆浆也会影响药物的效果。

豆腐的相克食物 | 豆腐

损钙、生结石 | 豆腐 + 葱

葱含有大量的草酸，豆腐中的钙与草酸结合会生成不易被人体吸收的草酸钙，阻碍人体对钙的吸收，而且容易形成结石，对身体健康十分不利。小葱拌豆腐是一道传统凉菜，但是现在这种搭配被证实是不科学的。

糯米的相克食物 | 糯米

酒醉难醒 | 糯米 + 酒

根据前人经验，糯米与酒不宜同食。

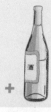

《饮食须知》:"（糯米）多食发热，根据前人经验，糯米与酒不宜同食。"《饮食须知》:"（糯米）多食发热，壅经络之气，令身软筋缓，久食发心悸及痈疽疮疖中痛。同酒食之，令醉难醒。"

黍米　　　　黍米的相克食物

黍米 + 烧酒　**心绞痛**

黍米与烧酒同食会引起心绞痛。

玉米　　　　玉米的相克食物

玉米 + 牡蛎　**阻碍锌吸收**

海鲜尤其是牡蛎等海生软体动物中矿物质锌的含量非常丰富，玉米含有十分丰富的膳食纤维，膳食纤维会减少人体对锌的吸收，二者同吃将使锌的吸收量减少 65% 以上。

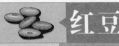

红豆

降低食疗效果 　红豆 + 盐

红豆具有"律津液、利小便、消胀、除肿、止吐"的功能，被李时珍称为"心之谷"。红豆含有较多的皂角苷，可刺激肠道。它有良好的利尿作用，能解酒、解毒，对心脏病和肾病、水肿均有一定的作用。但是红豆及其制品如果加上盐，其食疗效果就会减半。

饮品的相克食物

茶

刺激心脏、损害肾 　茶 + 酒

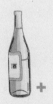

茶不宜与酒搭配，也不宜用浓茶解酒，俗语云"浓茶解酒，火上加油。"酒后喝茶对身体不利。酒精刺激心血管，浓茶同样有兴奋心脏的作用，酒后饮茶使心脏受到双重刺激，兴奋性增强，负担加重，对心脏不利。

酒后饮茶对肾脏也不利。《本草纲目》记载："酒后饮茶伤肾脏，腰脚重坠，膀胱冷痛，兼患痰饮水肿，消渴挛痛之疾。"这是因为酒后饮茶，茶碱产生利尿作用，这时酒精转化的乙醛尚未完全分解，即因茶碱的利尿作用而进入肾脏，乙醛对肾脏有较大的刺激性，对肾脏功能造成损害。

茶+肉　便秘

食用猪肉、羊肉、狗肉等高蛋白质食物的同时和食用后都不宜大量饮茶。因为茶叶中的鞣酸会与肉中的蛋白质合成具有收敛性的鞣酸蛋白质，使肠蠕动减慢，延长粪便在肠道中的滞留时间，易造成便秘，而且还增加了有毒物质和致癌物质的吸收，影响健康。对于已患便秘的人来说，吃肉喝茶更是雪上加霜。

茶+人参　影响药效

服人参等补品或其他中药时不要喝浓茶，因为茶叶里含有鞣酸，浓茶里含的鞣酸更多，与人参同服会影响人体对人参有效成分的吸收，减低疗效。服人参时喝白开水为宜。

茶+药　影响药效

茶与药物相克。茶叶中的鞣酸可与某些药物发生化学反应而产生沉淀，影响药物吸收。如果用茶水服用镇静药，则茶叶中的咖啡因和茶碱等兴奋剂就会与药物的镇静作用相互抵消或减弱。由于药物种类繁多，成分复杂，用温开水送服有益无害。

阻碍铁吸收 茶、咖啡、葡萄酒+富含铁的食物

铁是合成血红蛋白的主要原料之一，铁缺乏时不能合成足够的血红蛋白，会造成缺铁性贫血。铁还是体内参与氧化还原反应的一些酶和电子传递体的组成部分，如过氧化氢酶和细胞色素都含有铁。含有单宁酸的茶、咖啡、葡萄酒等会阻碍人体对铁的吸收。海藻、黑木耳、动物肝脏中含铁量比较丰富，进食这类食物同时不要饮用上述饮品。

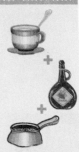

咖啡的相克食物

咖啡

致癌 咖啡 + 烟草

咖啡与烟草相克。有报道称，美国科学家通过调查发现，咖啡因对胰腺癌的形成有不可忽视的影响，常饮咖啡的人比不饮咖啡的人患胰腺癌的可能性大2~3倍。而吸烟者若每日饮3杯或更多的咖啡，会使他们患胰腺癌的可能性增加4倍。当咖啡与烟草相遇时，其危害性增大。

咖啡 + 茶　危害人体健康

　　咖啡与茶均含有刺激性物质咖啡因，若一同饮用会出现心悸、手脚无力等症状，危害人体健康。

咖啡 + 海带　降低铁的吸收

　　咖啡会加速食物的代谢而降低铁的吸收率，海带含铁量丰富，但与咖啡同食会降低人体对铁的吸收。

啤酒

啤酒的相克食物

啤酒 + 腌熏食物　致癌

　　啤酒与腌熏食物同食会致癌。腌熏食物中多含有机氨，有的在加工或烹调过程中产生了多环芳烃类，如苯并芘、氨甲基衍生物等，常饮啤酒的人，加速多环芳烃的吸收，有致癌或诱发消化道疾病的可能。

啤酒 + 白酒　刺激内脏

　　啤酒不宜与烈性酒同饮，以避免酒精大量快速吸收。啤酒与白酒同饮会强烈刺激心脏、肝脏、肠胃。

吸收更多酒精　啤酒 + 碳酸饮料

有些人喜欢将汽水、可乐、雪碧等碳酸饮料混在啤酒里同饮，这样做很不科学。碳酸饮料含有大量的二氧化碳，人们在口渴时喝碳酸饮料，可促使胃黏膜对液体的吸收，起到生津止渴的作用。啤酒也含有少量的二氧化碳，兑入碳酸饮料后，过量的二氧化碳会更加促进胃肠黏膜对酒精的吸收。所以，喝啤酒不宜兑入碳酸饮料。

白酒的相克食物

白酒

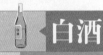

上火　酒 + 辛辣食物

《本草纲目》中说："酒后食芥及辣物，缓人筋骨。"意思是说酒后食辛辣之物，手脚无力。酒本来就属大辛大热极具刺激性的饮品，辛辣食物如辣椒、洋葱、芥末等也属于热性食物，刺激性也较强。二者同时进入胃中，刺激性极强，生火动血，后果严重。阳盛阴虚体质的人更忌同食。另外，辛辣刺激性食物会刺激神经，扩张血管，更助长了酒精麻醉的作用，使人久醉不醒。

喝过酒后应隔一段时间，等酒精的作用消解后再吃辛辣食物。

白酒 + 碳酸饮料　危害脏器、损血管

　　白酒、碳酸饮料同饮后会很快使酒精在全身挥发，并生产大量的二氧化碳，对胃、肠、肝、肾等器官有严重危害，对心脑血管也有损害。

葡萄酒 　*葡萄酒的相克食物*

葡萄酒 + 碳酸饮料　破坏果香降营养

　　在葡萄酒中兑入汽水、雪碧、可乐等碳酸类饮料是不正确的。这样一方面破坏了葡萄酒原有的纯正果香，另一方面也因大量糖分和气体的加入，影响了原有的营养和功效。

红葡萄酒 + 海鲜　破坏海鲜味道

　　红葡萄酒与某些海鲜相搭配时，酒中高含量的单宁会严重破坏海鲜的口味，比如与蟹同食可令肠胃不适，葡萄酒自身甚至也会带上令人讨厌的金属味。

食物相宜

蔬菜的黄金搭档

萝卜的黄金搭档

萝卜

滋补不上火 萝卜 + 羊肉

羊肉具有温补作用，最宜在冬天食用，但羊肉性温热，常吃容易"上火"。中医讲究"热则寒之"，所以吃羊肉应该搭配凉性和性味甘平的食物，以起到清凉、解毒、去火的作用。萝卜性凉，可消积滞、化痰热，羊肉与白萝卜或胡萝卜同煮，还可去除羊肉膻味。每1000克羊肉放入250克白萝卜或胡萝卜同煮，羊肉膻味即可去除。

保护心血管 萝卜 + 鸡肉 + 枸杞

鸡肉含有丰富的蛋白质，其脂肪富含不饱和脂肪酸，是老年人、心血管疾病患者良好的高蛋白食品。若再配以能补五脏、益气血的枸杞或胡萝卜，效果尤佳。

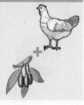

萝卜 + 豆腐 助消化添营养

　　豆腐含丰富的植物蛋白，脾胃弱的人多食会引起消化不良。萝卜有很强的助消化能力，与豆腐同煮，能使豆腐的营养被人体更好地吸收。

萝卜 + 白菜 益寿保健康

　　民间相传："萝卜白菜汤，益寿保健康。"

胡萝卜 + 油脂 利于吸收维生素 A

　　胡萝卜素和维生素 A 是脂溶性物质，胡萝卜素只有溶解在油脂中时，才能在人体肝脏转变成维生素 A，为人体所吸收。如生食胡萝卜，约有 90% 的胡萝卜素会成为人体的"过客"而被排泄掉，起不到营养作用。因此胡萝卜应用油炒熟或和肉类一起炖煮后再食用，以利吸收。

胡萝卜 + 菠菜 降低中风危险

　　胡萝卜和菠菜同吃可以明显降低中风的危险。因为二者都含有大量的胡萝卜素，胡萝卜素转化为维生素 A 后，可防止胆固醇在血管壁上沉积，保持脑血管畅通，从而预防中风。

丰满肌肉告别消瘦　胡萝卜+山药+猪肚+黄芪

健胃的胡萝卜、山药、猪肚，配以补脾益气的中药黄芪，可增加营养，有补虚弱、丰满肌肉的作用，特别适合脾胃虚弱、消化不良、身体消瘦的人食用。

减少致癌物　萝卜+烤肉

萝卜中的一些酶不但能分解食物中的淀粉、脂肪，还可以分解致癌作用很强的亚硝酸胺。而烤鱼、烤肉时，高温使食物烧焦而产生致癌性很强的物质，若经常食用，就会导致癌症的发生。所以，吃烤鱼、烤肉时，宜与萝卜搭配食用，以分解其有害物质，减少毒性。

萝卜味甘辛性凉，有下气定喘，止咳化痰，消食除胀，利小便和清热解毒的功效。萝卜与烤鱼、烤肉搭配在一起吃或单吃，都不失为一种健身防病的佳蔬。

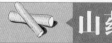

山药的黄金搭档

山药

滋阴补肺　山药+鸭肉

鸭肉特别是老鸭既可补充人体水分又可滋阴，并可清热止咳。山药的滋阴功效更强，与鸭肉同食，可消除滑腻，补肺效果更佳。

莲藕

莲藕 + 肉类 补而不燥

莲藕性味甘凉,牛、羊、猪肉性温热,共同炖煮食用,润肺暖胃,补而不燥。

莲藕与动物骨头一起熬汤,更兼具补铁补钙的双重功效。

芋头

芋头 + 鱼 调中补虚

《大明诸家本草》:"(芋头)和鱼煮食,甚下气,调中补虚。"

唐代孟诜:"十月后晒干收之,冬月食不发病。和鲫鱼鲤鱼作月霍(肉羹),良。久食治人虚劳无力。但有小毒,须以姜同煮过,换水再煮,方可食之。"

百合

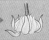

百合 + 鸡蛋 润肺安神

百合有清痰火、补肾气、增气血之效,鸡蛋则补阴血,百合与鸡蛋搭配,能养阴润燥、清心安神。还可再放少许糖增强养阴润肺的功效。

洋葱

洋葱的黄金搭档

降低血液黏稠的风险　洋葱 + 肉类

　　享用高脂肪食物时，最好能搭配洋葱，洋葱所含的化合物有助于抵消高脂肪食物引起的血液黏稠。牛排与洋葱就是不错的搭配。

莼菜

莼菜的黄金搭档

补虚养胃肠　莼菜 + 鲫鱼

　　莼菜可炒食，更可与鲫鱼一起做菜做汤，其色、香、味俱佳。
　　《新修本草》："莼，久食大宜人，合鲋鱼（鲫鱼）作羹食，主胃弱不下食者，至效。又宜老人，应入上品。"唐代孟诜："莼和鲫鱼作羹，下气止呕，少食补大小肠虚气。"

开胃增食欲　莼菜 + 黄鱼

　　黄鱼甘温开胃，补气填精，与莼菜一同制作羹汤，能增加食欲。《开宝本草》："和莼菜作羹，开胃益气。"

慈姑

慈姑 + 肉类 补气强身

慈姑与猪肉、禽肉煮食，有补气血强身之功效，对肺结核、尿路结石等也有一定辅助疗效。

莴笋

莴笋 + 青蒜 + 肉类 润肺安神

莴笋含钾量较高，促进排尿，减少对心房的压力，对高血压和心脏病患者极为有益。现代医学研究发现，青蒜具有明显的降血脂及预防冠心病和动脉硬化的作用，并可防止血栓的形成。二者一同炒食可防治高血压。

竹笋

竹笋 + 鸡肉 滋养不怕胖

竹笋味甘，微寒，有清热化痰健脾胃的功效。竹笋配鸡肉有利于暖胃益气、填精补髓，还具有低脂肪、低糖、高膳食纤维的特点，适合体态较胖的人食用。

菠菜

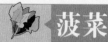

菠菜的黄金搭档

养肝护肝   菠菜 + 鸡血

菠菜营养丰富，维生素和铁元素等含量丰富。鸡血可净化血液，清除污染物，从而保护肝脏。两种食物同吃，既养肝又护肝，慢性肝病患者尤为适宜。

韭菜

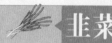

韭菜的黄金搭档

补肾行气止胃痛   韭菜 + 鸡蛋

韭菜与鸡蛋一同炒食，可以补肾、行气、止痛，对治疗阳痿、尿频、肾虚、痔疮及胃病有一定疗效。

茼蒿

荷蒿的黄金搭档

维生素 A 利用率高   茼蒿 + 肉、蛋

荷蒿含有丰富的维生素、胡萝卜素及多种氨基酸，尤其胡萝卜素的含量为黄瓜、茄子含量的 15~30 倍。与肉、蛋等荤菜共炒可提高其维生素 A 的利用率。

蕨菜

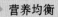
蕨菜的黄金搭档

蕨菜 + 鸡蛋、肉类 营养均衡

蕨菜炒食，适合配以鸡蛋、肉类不仅营养成分搭配更均衡，口感也更鲜美。

茭白

茭白的黄金搭档

茭白 + 芹菜 降血压

茭白适宜高血压患者食用，如果与芹菜（旱芹）同食，降血压效果更好。

油菜

油菜的黄金搭档

油菜 + 豆腐 清肺止咳

油菜中含有丰富的钙、铁和维生素C，胡萝卜素也很丰富，是人体黏膜及上皮组织维持生长的重要营养源。豆腐含有丰富的植物蛋白，有生津润燥、清热解毒的功效。二者同食有清肺止咳的功效。

防便秘　油菜 + 蘑菇

　　油菜与蘑菇同食可抗衰老、润肤，缩短食物在胃肠道中停留的时间，促进肠道蠕动，减少脂肪在体内的堆积，防治便秘。

土豆的黄金搭档

土豆

酸碱平衡更营养　土豆 + 牛肉

　　土豆与牛肉同食相得益彰，牛肉蛋白质、脂肪含量高，单独食用有腥膻味，口感油腻，和土豆同食可改善口感、增进食欲。

　　土豆是碱性食物，牛肉是酸性食物，二者同食，酸碱中和，营养成分更利于人体吸收。

豌豆的黄金搭档

豌豆

营养高　豌豆 + 富含氨基酸的食品

　　豌豆适合与富含氨基酸的食物一起烹调，可以明显提高豌豆的营养价值。

黄瓜

黄瓜 + 大蒜　减肥

　　黄瓜和大蒜同食是减肥的一剂良方，可以抑制糖类转变为脂肪，降低胆固醇，对怕胖或正在减肥者十分有利。

饭豇豆

饭豇豆 + 粳米　香糯适口营养好

　　饭豇豆作为粮食，与粳米一起煮粥最适宜，不仅香糯适口，营养也更加均衡。

黑木耳

黑木耳 + 猪腰　养血补肾

　　黑木耳益气润肺，补血养颜；猪腰补肾利尿。二者同食对久病体弱、肾虚腰酸背痛有很好的辅助治疗作用。

补虚利尿　黑木耳 + 鲫鱼

黑木耳与鲫鱼一起烹调食用，有温中、补虚、利尿的作用，且脂肪含量低，蛋白质含量高，很适合减肥者和年老体弱者食用。常吃有润肤养颜和抗衰老的作用。

蘑菇的黄金搭档　蘑菇

减脂降压　蘑菇 + 木瓜

木瓜含有木瓜蛋白酶和脂肪酶，对脂肪有缓慢的分解能力，并有健胃助消化的作用。蘑菇有补中益气、减脂降压以及提高免疫力的作用。二者同食有很好的减脂降压功效。

营养好吸收　蘑菇 + 豆腐

蘑菇与豆腐一起烹调，有利于脾胃虚弱、食欲不振者更好地吸收营养，可作为高血压、高血脂患者的辅助食疗菜肴。

菠菜

菠菜的黄金搭档

菠菜 + 鸡血　养肝护肝

　　菠菜营养丰富，维生素和铁元素等含量丰富。鸡血可净化血液，清除污染物，从而保护肝脏。两种食物同吃，既养肝又护肝，慢性肝病患者尤为适宜。

菠菜 + 猪肝　治疗贫血

　　菠菜长于清理人体肠胃的热毒，中医认为，菠菜性甘凉，能养血、止血、敛阴、润燥。它对缺铁性贫血有改善作用，能令人面色红润。肝脏是补血食品中最常用的食物，尤其是猪肝，其营养含量是猪肉的 10 多倍，食用猪肝可调节和改善贫血病人造血系统的生理功能。食疗治贫血菠菜配猪肝最好。

丝瓜

丝瓜的黄金搭档

丝瓜 + 菊花　养颜除雀斑

　　丝瓜与菊花一起食用，有祛风化痰、清热解毒、凉血止血的功效，能抗病毒和预防病毒感染。常食可清热养颜，洁肤除雀斑。

水果、干果的黄金搭档

苹果的黄金搭档

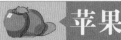

苹果

保护心脏　苹果 + 茶叶

荷兰医学研究者认为，苹果及茶叶中含有丰富的黄酮类物质，可保护心脏。经过对 805 名 65~84 岁男子长达 5 年的观察证明，饮食中的黄酮类物质主要来自苹果、茶和洋葱。坚持每天饮 4 杯茶以上的男子，死于心脏病的危险减少 45%，吃一个或一个以上苹果者减少 50%。

防癌抗老化　苹果 + 绿茶

在饮用绿茶时，加入苹果片或碎粒，会产生一种特殊物质，在防癌和抗老化方面效用极佳。

柠檬的黄金搭档

柠檬

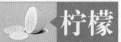

生津止渴治咽喉炎　柠檬 + 荸荠

柠檬与荸荠按 1：10 的比例炖甜品饮用，清热生津止渴，对咽喉炎有辅助治疗作用。

花生

花生 + 红葡萄酒 ▷ 降低心脏病发病率

花生中的不饱和脂肪酸有降低胆固醇的作用，有助于防治动脉硬化、高血压和冠心病；红葡萄酒中含有的抗氧化成分和丰富的酚类化合物，可防止动脉硬化和血小板凝结，保护并维持心脑血管系统的正常生理机能，起到保护心脏、防止中风的作用。两者同吃可大大降低心脏病的发病概率。

花生 + 红枣 ▷ 补虚止血

将花生连红衣一起与红枣配合食用，既可补虚，又能止血，最宜用于身体虚弱的出血患者。

花生 + 毛豆 + 啤酒 ▷ 健脑益智

花生、毛豆佐啤酒，此种搭配食物卵磷脂含量极高。卵磷脂进入胃肠道后被分解成胆碱，迅速经小肠黏膜吸收进入血管再入脑，发挥健脑益智的作用。补充卵磷脂后记忆力与智力都会有所提高，不过啤酒不可过量。

桂圆

桂圆的黄金搭档

补元气 桂圆 + 大米

　　大米是中国人的主食之一，被称为"人间第一补物"；桂圆含有多种营养物质，有补血安神、健脑益智、补养心脾的功效。二者一起煮粥食用，对失眠、心悸、神经衰弱、记忆力减退有疗效。古语云："心虚气不足，桂圆米煮粥。"

杨梅

杨梅的黄金搭档

鲜美可口 杨梅 + 盐

　　食用杨梅时蘸少许盐，杨梅会更加鲜美可口。

红枣

红枣的黄金搭档

胜似灵芝草 红枣 + 五谷

　　五谷指的就是几种主要的粮食作物。民间有谚云："五谷加红枣，胜似灵芝草。"由此可见其补养作用非同一般。

板栗

板栗 + 鸡肉 补血疗虚

板栗重在健脾，鸡肉为补血疗虚之品。板栗烧鸡味道鲜美，营养成分高，造血功能更强，尤以板栗烧老母鸡食疗效果更佳。

肉、蛋、奶的黄金搭档

猪肉

猪肉 + 大蒜 促循环、消疲劳

据研究，猪瘦肉中含 B 族维生素，而 B 族维生素在人体内停留的时间很短。吃肉时如果吃点儿大蒜，不仅可使 B 族维生素的析出量提高数倍，还能使它既溶于水又溶于脂，从而延长 B 族维生素在人体内的停留时间，这样对促进血液循环以及尽快消除身体疲劳、增强体质等都有重要的作用。因此，吃肉的时候别忘了吃几瓣大蒜。

猪血的黄金搭档

猪血

去除异味 猪血 + 葱、姜、辣椒

烹调猪血时应配合葱、姜、辣椒等作料用以去味。猪血需多加调料烹饪。

猪蹄的黄金搭档

猪蹄

益气养血 猪蹄 + 章鱼

猪蹄含大量胶原蛋白质，能有效改善机体生理功能和皮肤组织细胞的储水功能；章鱼性平、味甘、无毒，具有补气养血、收敛生肌的作用。二者同炖可加强益气养血的功效。

牛肉的黄金搭档

牛肉

延缓衰老 牛肉 + 鸡蛋

牛肉与鸡蛋同食，不但滋补营养，而且能够促进血液的新陈代谢，延缓衰老。

牛肉 + 山楂、橘皮　牛肉易烂

牛肉不易熟烂，烹饪时放一个山楂、一块橘皮或一点儿茶叶可以使其易烂，清炖牛肉的营养成分保存较好。

羊肉

羊肉的黄金搭档

羊肉 + 山楂　去膻易熟

羊肉特别是山羊肉膻味较大，煮制时放几个山楂可以祛除膻味，羊肉也更容易熟烂。

羊肉 + 香菜　祛膻除腥

香菜可祛腥膻味，与羊肉同吃相宜。

羊肉 + 生姜　除膻祛风湿

生姜辛凉，有散火除热、止痛祛风湿的作用；羊肉可补气血和温肾阳。生姜与羊肉同烹既能祛除膻味，又能助羊肉温阳祛寒之力，二者搭配，可治腰背冷痛、四肢风湿疼痛等病症。

除膻去火 羊肉 + 豆腐

羊肉具有温补作用，根据中医"热则寒之"的理论，吃羊肉应该搭配凉性和性味甘平的食物，能起到清凉、解毒、祛火的作用。豆腐不仅能补充多种微量元素，还能起到清热泻火、除烦止渴的作用。

性凉、甘平的蔬菜还有冬瓜、丝瓜、油菜、菠菜、白菜、金针菇、蘑菇、莲藕、茭白儿、笋、菜心和土豆等。烹羊肉时放点儿莲子心也有清心泻火的作用。

狗肉的黄金搭档 狗肉

口不干 狗肉 + 米汤

吃狗肉后易口干，喝米汤可减弱这一副作用。

去除腥膻 狗肉+白酒、姜

狗肉腥味较重，将狗肉用白酒、姜片反复揉搓，再将白酒用水稀释浸泡狗肉1~2小时，清水冲洗，入热油锅微炸后再行烹调，可有效降低狗肉的腥味。

鸡蛋

鸡蛋的黄金搭档

鸡蛋 + 枸杞　治疗肾虚和眼病

　　枸杞既是一味药效卓著的传统中药材，又可作为水果食用。枸杞含有丰富的胡萝卜素、多种维生素和钙、铁等眼睛保健的必需营养元素，有明目之功，俗称"明眼子"。枸杞蒸蛋是肾虚腰痛和慢性眼病患者的食疗良方。

鸡蛋、肉 + 豆腐　蛋白质利用率高

　　豆腐的营养成分十分丰富，但不足之处是缺少一种必需氨基酸——蛋氨酸，搭配一些肉类、鸡蛋等，便可提高豆腐中蛋白质的利用率，而且味道更加鲜美。

牛奶

牛奶的黄金搭档

牛奶 + 蜂蜜　改善儿童贫血

　　牛奶加蜂蜜食用，可以改善儿童贫血症状。

兔肉

兔肉的黄金搭档

明目治耳鸣 兔肉 + 枸杞

　　兔肉肌纤维细腻疏松，肉质嫩滑，易于消化吸收，有止渴健胃、凉血解毒的功效；枸杞有滋补肝肾、清肺祛火等功效。二者同食对腰酸背痛、头昏耳鸣、双目模糊、糖尿病有一定的辅助治疗作用。

鸡肉

鸡肉的黄金搭档

填精补髓调经 鸡肉 + 人参

　　中医认为，鸡肉有温中益气、补虚填精、健脾胃、活血脉、强筋骨的功效。人参能补肺气，利脾胃，还可安精神、止惊悸，使人精力旺盛。二者同食，填精补髓，活血调经。

水产品的黄金搭档

鱼

鱼的黄金搭档

补钙防佝偻 鱼 + 豆腐

豆腐中蛋氨酸含量较少，而鱼体内

氨基酸含量十分丰富，可以弥补豆腐的不足。豆腐含钙较多，而鱼中含维生素D较多，二者同食，可提高人体对钙的吸收率。豆腐煮鱼还可预防儿童佝偻病、老年人骨质疏松症等多种疾病。

鲢鱼 + 香油　美容美发

鲢鱼佐香油食用，对皮肤粗糙、脱屑、头发干枯易脱落等症状均有一定疗效，是美容美发不可忽视的佳肴。

鲤鱼 + 米醋　利湿消肿

鲤鱼本身有涤水之功，人体水肿除肾炎外大都是湿肿，米醋有利湿的功能，与鲤鱼同食，利湿消肿的功效倍增。

鲫鱼 + 豆腐　蛋白质利用高

平素用鲫鱼与豆腐搭配炖汤营养最佳，蛋白质利用率大幅度提高。

螃蟹的黄金搭档

螃蟹

祛寒杀菌 螃蟹 + 姜、醋

食用螃蟹时，应用姜、醋调味，可祛除螃蟹寒性，并有杀菌功效。

海蜇的黄金搭档

海蜇

海蜇不走味 海蜇 + 醋

食用凉拌海蜇时应适当放些醋，海蜇不会"走味"。

石花菜的黄金搭档

石花菜

缓解寒性 石花菜 + 姜

中医认为，石花菜能清肺化痰、清热燥湿、滋阴降火、凉血止血，并有解暑功效。石花菜凉拌时可适当加些姜末或姜汁，以缓解其寒性。

鱼翅

鱼翅 + 禽畜肉、虾蟹　弥补色氨酸

干品鱼翅含蛋白质高达 83.5%，但由于缺少色氨酸，属不完全蛋白质，如果与禽畜肉和虾、蟹等含有较多色氨酸的食材相配，则既赋予鲜美之味，又弥补缺少色氨酸之不足。

海带

海带 + 芝麻　美容抗衰老

海带与芝麻同煮，有美容、抗衰老的作用。芝麻能改善血液循环，促进新陈代谢，其中的亚油酸能调节血脂，维生素 E 又能防衰老；海带含有钙和碘，能对血液起净化作用，促进甲状腺素的合成。二者合一，效果倍增。

海带 + 豆腐　蛋白质利用率高

海带搭配豆腐烹调，不仅味道更加鲜美，而且豆腐中蛋白质的利用率也可得到提高。

补血降压 海带 + 猪蹄

猪蹄因肥腻往往令减肥人士望而闭口，如用海带和猪蹄搭配烹调，不仅可以补血降压、补中益气、强身壮体，而且口味醇厚，酥烂鲜香。

甲鱼的黄金搭档

强身防衰老 甲鱼 + 蜂蜜

甲鱼配蜂蜜不仅甜美可口，鲜香软嫩，而且含有丰富的蛋白质、脂肪、多种维生素，并含有本多酸、硅酸等，实为不可多得的强身剂，对心脏病、肠胃病、贫血均有疗效，还能促进生长，预防衰老。

五谷杂粮的黄金搭档

粳米的黄金搭档

营养更均衡 粳米 + 糙米

不能长期食用"精米"，对糙米不闻不问。因为米在加工时会损失大量营养，长期食用会导致营养缺乏。所以应粗细结合，才能营养均衡。

粳米＋泉水、井水 味道佳

用富含矿物质的泉水、井水煮饭，粳米会散发出浓郁的饭香，口感也更加松软适口。

谷类

谷类的黄金搭档

谷类＋豆类 提高蛋白质质量

谷类和豆类混食可提高蛋白质的质量。谷类缺少赖氨酸，而豆类的不足之处是缺少蛋氨酸，两者结合取长补短。

红薯

红薯的黄金搭档

红薯＋米、面 化解胀气

红薯吃后有时会发生胃灼热、吐酸水、肚胀排气等现象。只要一次不吃得过多，而且和米、面搭配着吃，并配以咸菜或喝点儿菜汤即可避免。

小麦

小麦的黄金搭档

营养全面又均衡 小麦 + 大米

面粉与大米搭配着吃最好，人体能够获得更加均衡全面的营养。

玉米

玉米的黄金搭档

防治癞皮病 玉米 + 豆类

玉米蛋白质中缺乏色氨酸，单一食用玉米易发生癞皮病，所以以玉米为主食的地区应多吃豆类食品，增加色氨酸的摄入量。

豆腐

豆腐的黄金搭档

养颜润肤 豆腐 + 玉竹

豆腐含有丰富的蛋白质，极易消化，清热益气和胃；玉竹是很好的养阴润燥的药材，生津止渴。二者一起烹调食用能增强血液循环，消除疲劳，养颜润肤。

青豆

青豆的黄金搭档

青豆 + 黄芪、太子参　益气增肥

　　青豆是籽粒饱满而尚未老熟的黄豆，更嫩的豆荚被称为毛豆。青豆健脾益气，补虚增肥；太子参补气养胃；黄芪补肠胃、益气。三者一起烹调有益气增肥的功效。

小米

小米的黄金搭档

小米 + 粳米　营养互补

　　小米粥不宜太稀薄，与粳米同食可提高其营养价值，发挥"互补作用"。

小米 + 大豆、肉类　提升营养价值

　　小米与大豆或肉类食物混合食用，蛋白质利用率大大提高，营养价值明显提升。

粉丝

味道醇美 粉丝 + 动物油脂

粉丝品种繁多，如绿豆粉丝、蚕豆粉丝，更多的是淀粉制的粉丝，如红薯粉丝、土豆粉丝等。粉条与粉丝的原料口制作工艺相同，只是粉条更粗一些，比较耐煮，更适合炖食。动物油脂与粉丝相配时，可获得其他调料难以达到的美味。

调料的黄金搭档

红糖的黄金搭档

红糖

祛寒 红糖 + 姜

受寒腹痛的人可用红糖姜汤来祛寒。

醋的黄金搭档

醋

止恶心呕吐 醋 + 生姜

生姜加上醋可以治疗恶心和呕吐。

葡萄酒

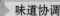
葡萄酒的黄金搭档

葡萄酒 + 柠檬水　味道协调

柠檬水是品尝葡萄酒很好的搭配选择，因为柠檬酸与葡萄酒的味道能协调一致。

红葡萄酒 + 蔬菜、谷物　预防肠癌

吃各种谷物、蔬菜的同时，适量饮用红葡萄酒可以预防肠癌。

白葡萄酒 + 白肉　杀菌助消化

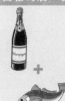

鸡肉、鸭肉、鹅肉、兔肉及鱼、虾、螃蟹、牡蛎等，肉色嫩白，称为白肉或浅色肉。白葡萄酒的味道比涩味较重的红葡萄酒更适合与白肉特别是海鲜搭配，会将美味推到极高的境界。

白葡萄酒比红葡萄酒有更强大的杀

作用，白葡萄酒含葡萄酸和酒石酸等
有机酸，有机酸浓度越高，酸性越大，
杀菌作用越强。

利于消化 红葡萄酒 + 红肉油脂

色泽鲜红或暗红的肉类如猪肉、牛
肉、羊肉等，被称为红肉或深色肉。红
葡萄酒配红肉符合烹调学自身的规则，
葡萄酒中的单宁与红肉中的蛋白质相结
合，利于消化。

绿茶的黄金搭档

绿茶

治疗肠胃炎 绿茶 + 生姜

绿茶与温中回阳的生姜相配制成饮
品，可用于治疗急性肠胃炎。

润肺养胃 绿茶 + 银耳

绿茶与银耳相配制成饮品，具有润
肺生津、益气养胃、补精强肾的功效，
有助于缓解肺热咳嗽、肝火肺燥、消化
不良、食欲不振、头痛等病症。

绿茶 + 薄荷　　提神醒脑、缓解暑热

绿茶与疏风散热、辟秽解毒的薄荷叶相配制成饮品，具有提神醒脑、缓解暑热的功效。

咖啡

咖啡的黄金搭档

咖啡 + 糙米、牛奶　　健康美味

糙米营养丰富，对医治痔疮、便秘、高血压等有良好作用；咖啡味道香醇，具有提振精神的功效。将糙米蒸熟碾成粉末，与咖啡、牛奶同食，不仅健康营养，而且口味更佳。

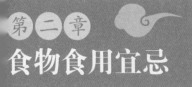

第二章
食物食用宜忌

不宜多吃的食物

过食西瓜 | 损肠胃

西瓜也不宜一次吃得太多，否则会使大量水分进入胃中，冲淡胃液，造成消化不良，使胃肠道抵抗力下降。

多食洋葱 | 会胀气

不可过量食用，因其易产生挥发性气体，过量食用会产生胀气和排气过多，给人造成不快。

多食芦荟 | 破坏维生素 C

芦荟含有的芦荟大黄素，有泄下通便之效，多吃会导致腹泻。体质虚弱者和少年儿童更不可过量食用，否则容易发生过敏。一般每天不超过 30 克为宜。

食橙过量 | 皮肤黄

过多食用橙子等柑橘类水果会引起中毒，出现手、足乃至全身皮肤变黄，严重者还会出现恶心、呕吐、烦躁、精神不振等症状，也就是老百姓常说的"橘子病"，医学上称为"胡萝卜素血症"。一般不需治疗，只要停吃这类食物即可好转。

生结石　贪食酸菜

酸菜只能偶尔食用，如果长期贪食，则可能引起泌尿系统结石。另外，腌制酸菜过程中，维生素 C 被大量破坏，人体如果缺乏维生素 C，会使抑制肾内草酸钙结晶体沉积的能力降低，更易引起结石症。

发痼疾　多食香椿

香椿为发物，多食易诱使痼疾复发，故慢性疾病患者应少食或不食。

最伤身　多食李子

俗话说："桃养人，杏伤人，李子树下抬死人。"多食李子会使人生痰、助湿、胃痛，甚至令人发虚热、头昏脑涨，故脾胃虚弱者宜少吃。未熟透的李子更不要吃。

皮肤黄　过食胡萝卜

胡萝卜不可过量食用，每餐 1 根（约 70 克）。过量摄入胡萝卜会令皮肤发黄。

低血糖　过食荔枝

荔枝不宜一次食用过多或连续多食，尤其是老人、儿童和糖尿病患者。千万不要学古人"日啖荔枝三百颗"。大量食用鲜荔枝，会导致人体血糖下降、口渴、出汗、头晕、腹泻，甚至出现昏迷和循环衰竭等症，医学上称为"荔枝病"，即低血糖症。

多食杧果　皮肤黄

　　一般人不宜大量进食杧果，否则皮肤会发黄，并对肾脏造成损害。食用杧果时应避免同时食用大蒜等辛辣食物，以免皮肤发黄。

多食枇杷　易生痰

　　枇杷中含有苦杏仁苷，能够润肺止咳、祛痰，治疗各种咳嗽。但是多食枇杷易助湿生痰，继发痰热，所以不可食用过量。

多食橘子　易上火

　　橘子含热量较多，如果一次食用过多，就会"上火"，从而促发口腔炎、牙周炎等症。过多食用柑橘类水果会引起"橘子病"，出现皮肤变黄等症状。

多食杨梅　损牙齿

　　杨梅果实色泽鲜艳，汁多甜酸，素有"初疑一颗值千金"之美誉，在江浙一带，又有"杨梅赛荔枝"之说。由于杨梅味酸，不可过多食用。食用杨梅后应及时漱口或刷牙，以免损坏牙齿。

过食樱桃　中毒

　　樱桃因含铁多，再加上含有一定量的氰苷，若食用过多会引起不适。

添烦躁　椰子过量

如果你长期睡眠不佳，爱吃煎炸食物，容易发脾气或口干舌燥的话，就要切记勿多吃椰子。

易发胖　多吃腰果

腰果甘甜如蜜，清脆可口，为世界著名的干果之一。腰果热量较高，多吃易致发胖。

损牙齿　多食石榴

石榴多食会损伤牙齿，还会助火生痰。小心不要把果汁染到衣物上，否则将很难洗掉。

勿多食　白果有毒

白果含有氢氰酸，过量食用可能出现中毒症状，故不可多食。白果最好熟食，不宜生吃。

不健康　过食牛肉

牛肉是中国人的第二大肉类食品，仅次于猪肉。中医认为，牛肉有补中益气、滋养脾胃、强健筋骨、化痰熄风、止渴止涎的功效。适用于中气下陷、气短体虚、筋骨酸软、贫血久病及面黄目眩之人食用。现代医学研究认为，牛肉属于红肉，过多摄入不利健康。

豆蔻过量　伤肺目

豆蔻是温燥的调料，不宜多吃，否则会导致口干、伤肺、损目。如果摄取量超过 7.5 克，可能会引起眩晕、谵妄、昏睡等症状。

过食奶片　会脱水

奶片并不等于鲜奶，以奶片取代鲜奶是不可取的。食用奶片无法享受到真正新鲜牛奶的风味和口感，而且在加工过程中，高温会破坏其中的多种营养成分，彻底改变乳清蛋白。上海奶业协会有关人士指出，奶片作为新鲜牛奶的补充，可适当食用，但千万不能过量，因为奶片在消化过程中要融化在体内的水分中，如果过量食用，体内的水分被吸收过多，就会造成脱水现象，反而对健康不利。

过食扇贝　难消化

扇贝蛋白质含量高，过量食用会影响脾胃的运动消化功能，导致食物积滞，难以消化吸收，还可能引发皮疹或痼疾。扇贝所含的谷氨酸钠是味精的主要成分，可分解为谷氨酸和酪氨酸等，在肠道细菌的作用下，转化为有毒、有害物质，随血液流到脑部后，会干扰大脑神经细胞正常代谢，因此一定要适量食用。

水中毒　饮水过多

人体缺水后会出现诸多不利，但如果饮水过多、过快也会增加心肾负担，引起水肿或血液稀释症状，甚至引起水中毒。饮水要少量多次。

要少吃　含铝粉丝

粉丝在加工制作过程中添加了明矾，明矾即硫酸铝，摄入过量的铝，会影响脑细胞的功能，从而影响和干扰人的意识和记忆功能，造成老年痴呆症，还会引起胆汁郁积性肝病，导致骨骼软化，引起卵巢萎缩等病症。

食用粉丝后，不要再食油炸的松脆食品，如油条之类。因为那些油炸食品中含有的铝也很多，合在一起会使铝的摄入量大大超过每日允许的摄入量。

伤食道　食醋过量

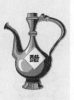

醋可以消除疲劳，促进睡眠，并能减轻晕车、晕船的不适症状。醋还能减少胃肠道和血液中的酒精浓度，起到醒酒的作用。但直接饮用醋，浓度太高，量太大，不但会影响人体酸碱平衡，还会灼伤消化道，损伤食道和胃黏膜，而且过量饮用会导致体内钙的流失。宜稀释后少量间隔饮用。

多吃油条　铝中毒

　　有的油条和粉丝在制作时加入了一定量的明矾。明矾含铝元素较多，摄入过多的铝对人体有害，容易引起早衰。营养学家建议大家少吃油条，一是因为油炸的东西不易消化，二是为了减少铝的摄入。

过食腐乳　损健康

　　腐乳发酵时容易被微生物污染，豆腐坯中的蛋白质氧化分解后产生含硫的化合物，过量食用对人体健康有害。

食盐过量　高血压

　　若长期过量食用盐容易导致高血压、动脉硬化、心肌梗死、中风、肾脏病和白内障的发生。肾脏病、肝硬化患者应严格控制盐的摄入量，儿童也不宜过多食盐。晚餐不宜摄入过多食盐含量高的食品。
　　虽然多吃盐有碍健康，饮食宜清淡，但并不是吃盐越少越好。

过食瓜子　耗唾液

　　大量嗑瓜子会严重耗费唾液，久而久之会影响人的口腔健康，甚至影响消化。瓜子一次不宜吃得太多，以免口舌生疮。

不宜生凉吃的食物

有毒 四棱豆生吃

四棱豆对冠心病、动脉硬化、脑血管硬化、习惯性流产、口腔炎症、泌尿系统炎症、眼疾等 19 种疾病均有良好的疗效。因此，有人称四棱豆为"21世纪健康食品""奇迹植物"。但四棱豆含有抗胰蛋白酶和凝血酶等物质，所以不宜生食，以免中毒。

勿生食 蛇血蛇胆

生饮蛇血、生吞蛇胆是非常不卫生的，有一定的危险性，可引起急性胃肠炎和寄生虫病。

染肝炎 贝类不熟

贝类中的泥肠不宜食用。不要食用未熟透的贝类，以免传染上肝炎等疾病。

胀肚产气 凉红薯

食用凉的红薯易致胃腹不适，泛吐酸水。

胡萝卜生吃　营养低

胡萝卜最好不要生吃，胡萝卜的营养价值很高，其中胡萝卜素的内量在蔬菜中名列前茅。胡萝卜素在小肠受酶的作用下，在肝脏转变为维生素 A。维生素 A 有维护上皮细胞正常功能、防治呼吸道感染、促进人体生长发育、参与视紫质的形成等重要生理作用。但胡萝卜属于脂溶性物质，只有溶解在油脂中时才能为人体所吸收。如生食胡萝卜，就会有 90％ 的胡萝卜素成为人体的"过客"而被排泄掉，起不到营养作用。

魔芋生吃　会中毒

生魔芋有毒，必须煎煮 3 小时以上方可食用，否则会中毒。

芋头不熟　咽喉痒

芋头烹调时一定要烹熟煮透，否则其中的黏液会刺激咽喉。而且芋头含有较多的淀粉，一次吃得过多会导致腹胀。

黄豆生吃　损健康

因为生黄豆含有不利健康的抗胰蛋白酶和凝血酶，所以黄豆不宜生食，夹生黄豆也不宜吃，以免中毒。

不宜空腹吃的食物

影响进餐 | 饭前不宜吃榧子

榧子和其他植物籽实一样，含有丰富的油脂，而且其含量高达 51.7%，甚至超过了花生和芝麻。因为食用榧子有饱腹感，所以饭前不宜多吃，以免影响正常进餐，尤其儿童更应注意。

生结石 | 空腹不宜吃柿子

不要空腹吃柿子，空腹吃柿子易患胃柿石症。柿子宜在饭后吃。

导致胃痛 | 空腹不要吃荔枝

忌空腹吃荔枝。饭后半小时食用为佳。

刺激胃黏膜 | 饭前空腹勿食橙

饭前或空腹时不宜食用橙子，否则橙子所含的有机酸会刺激胃黏膜，对胃不利。

搭配点心促消化 | 牛奶不宜空腹吃

不要空腹喝牛奶，同时还应吃些面包、糕点等，以延长牛奶在消化道中的停留时间，使其得到充分消化吸收。

易致毒食物

吃杏不当　**易中毒**

　　杏虽好吃，但不可食之过多。因为其中苦杏仁苷的代谢产物会导致组织细胞窒息，严重者会抑制中枢，导致呼吸麻痹，甚至死亡。未成熟的杏更不可生吃。但是，加工成的杏脯、杏干，其有害的物质已经挥发或溶解掉，可以放心食用。

木瓜有毒　**慎吃**

　　木瓜中的番木瓜碱对人体有小毒，每次食量不宜过多，过敏体质者慎食。

杏仁有毒　**勿生食**

　　杏仁有苦甜之分：甜杏仁可以作为休闲小吃，也可做凉菜用；苦杏仁一般用来入药，并有小毒，不能多吃。
　　杏仁中苦杏仁苷的代谢产物会导致组织细胞窒息，严重者会抑制中枢神经，导致呼吸麻痹，甚至死亡。杏仁炸炒后，有害的物质已经挥发或溶解掉，可以放心食用，但不宜多吃。

有毒性 发芽红薯

烂红薯（带有黑斑的红薯）和发芽的红薯可使人中毒，不可食用。

使人缺氧 烂白菜

白菜在腐烂的过程中产生毒素，所产生的亚硝酸盐能使血液中的血红蛋白丧失携氧能力，使人体发生严重缺氧，甚至有生命危险。因此腐烂变质的白菜不能食用。

有毒 野生仙人掌

野生的和供观赏的仙人掌不要随便吃，它们含有一定量的毒素和麻醉剂，不但没有食疗功效，反而会导致神经麻痹。

中毒 吃鲜黄花菜

吃鲜黄花菜可以引起中毒。这是因为鲜黄花菜中含有秋水仙碱，会引起中毒。黄花菜不宜单独炒食，应配其他食材。

伤人性命 烂 枣

腐烂的大枣在微生物的作用下会产生果酸和甲醇，人吃了烂枣会出现头晕、视力障碍等中毒反应，重者可危及生命，所以要引起注意。

可能致癌的食物

油菜隔夜　易致癌

　　吃剩的熟油菜过夜后就不要再吃了，以免造成亚硝酸盐沉积，引发癌症。食用油菜时要现切现做，并用旺火爆炒，这样既可保持鲜脆，又可使其营养成分不被破坏。

霉变花生　可致癌

　　花生霉变后含有大量致癌物质——黄曲霉素，所以霉变的花生千万不要吃。

桂皮过量　会致癌

　　桂皮香气浓郁，但用量太多，香味过重，反而会影响菜肴本身的味道。桂皮含有可以致癌的黄樟素，所以食用量越少越好，且不宜长期食用。

油炸食品　会致癌

　　煎炸过焦后，产生致癌物质多环芳烃。咖啡烧焦后，苯并芘会增加20倍。油煎饼、臭豆腐、煎炸芋角、油条等，因多数是使用重复多次的油，高温下会产生致癌物。

适宜的吃法

更护肝　春韭鲜香

初春时节的韭菜品质最佳，晚秋的次之，夏季的最差，有"春食则香，夏食则臭"之说。春季食用韭菜有益于肝脏。

品质佳　春夏茭白

茭白以春、夏季的质量最佳，营养成分最为丰富。中医认为，茭白有祛热、止渴、利尿的功效，夏季食用尤为适宜。

黄豆芽　春天多吃

春天是维生素 B_2 缺乏症的多发季节，春天多吃些黄豆芽可以有效地防治维生素缺乏症。

营养低　黄豆芽过长

在生发黄豆芽时注意豆芽不要生得过长。发芽 3~4 天的豆芽菜中，维生素 C、氨基酸的含量最高，此时豆芽长度为 3~4 厘米，口感也特别好，若过了这一阶段，豆芽发得越长，其有益成分损失得越多，营养价值也就大打折扣。

泡发香菇水　勿弃

泡发香菇的水不要丢弃，很多营养物质都溶在水中。长得特别大的鲜香菇不要吃，因为它们多是用激素催肥的，大量食用可对机体造成不良影响。

吃葡萄　不要吐皮

吃葡萄应尽量连皮一起吃，因为葡萄的很多营养成分都存在于皮中，葡萄汁的功能和吐掉的葡萄皮比起来，可谓逊之千里。因此，"吃葡萄不吐葡萄皮"是有一定道理的。

枣皮去留　有讲究

枣皮中含有丰富的营养成分，炖汤时应连皮一起烹调。如去枣核煲汤，则汤水不燥。生吃时，枣皮容易滞留在肠道中而不易排出，因此吃生枣时应吐枣皮。

秋季豆瓣菜　润肺

中医认为，豆瓣菜是治疗肺痨的理想食物，具有清心润肺的功能，对肺燥肺热所致的咳嗽、咯血、鼻子出血都有很好的疗效，故豆瓣菜有"天然清燥救肺汤"的美誉。秋天常吃些豆瓣菜，对呼吸系统十分有益。

嫩又鲜 雨前香椿

香椿以谷雨前为佳，应吃早、吃鲜、吃嫩；谷雨后，其膳食纤维老化，口感乏味，营养价值也会大大降低。

莫丢弃 黄瓜头儿

黄瓜中维生素较少，因此常吃黄瓜时应同时吃些其他的蔬果。黄瓜当水果生吃，不宜过多，还要特别注意清洗干净。黄瓜尾部含有较多的苦味素，不要把"黄瓜头儿"全部丢掉。

比茎多 芹菜叶营养

芹菜的叶、茎含有挥发性物质，别具芳香，能增强人的食欲。芹菜叶中所含的胡萝卜素和维生素C比茎多，含铁量也十分丰富，因此吃时不要把能吃的嫩叶扔掉。

连皮煮 夏吃冬瓜

冬瓜性寒味甘，夏季食用更为适宜。冬瓜是一种解热利尿比较理想的日常食物，连皮一起煮汤，效果更明显。

品味好 麦吃陈、米吃新

存放时间适当长些的面粉比新磨的面粉的品质好，民间有"麦吃陈，米吃新"的说法。

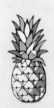

有的人会对菠萝过敏,食用后15~60分钟内会出现腹痛、呕吐、腹泻、头晕、皮肤潮红、全身发痒、四肢及口舌发麻,严重的还可能出现呼吸困难甚至休克的症状,这就是"菠萝病"。一旦出现以上症状应立即到医院治疗。

食用前将菠萝用淡盐水泡30分钟,再用凉开水浸洗,去掉咸味再食用,可避免"菠萝病"的发生。

红葡萄酒　**室温饮**

一般的红葡萄酒在室温下饮用即可,不需冰镇,加冰块饮用也是不正确的,最好在饮用前1~2小时先开瓶,让酒呼吸一下,名曰"醒酒"。对于比较贵重的红葡萄酒,一般也可先冰镇约1小时。

花生煮吃　**不上火**

在花生的诸多吃法中以煮吃为最佳。这样既避免了营养成分的破坏,又具有不温不火、口感潮润、入口好烂、易于消化的特点,老少皆宜。花生炒熟或油炸后,性质热燥,不宜多食。

更宜食　百合秋季

　　百合为药食兼优的滋补佳品，四季皆可食用，但更宜于秋季食用，用于食疗时选择新鲜百合更佳。常食百合有润肺、清心、调中之效，可止咳、止血、开胃、安神。

滋味美　夏食兔肉

　　由于兔肉性凉，吃兔肉的最好季节是夏季，寒冬及初春季节一般不宜吃兔肉。兔肉和其他食物一起烹调会附和其他食物的滋味，所以有"百味肉"之说。

胜鸡汤　鸡肉营养

　　很多人都认为鸡汤是一只鸡的营养精华所在，事实上鸡肉的营养价值高于鸡汤。产妇喝鸡汤主要是因为产妇胃肠虚弱，鸡汤更容易被消化吸收。

营养高　玉米胚尖

　　吃玉米时应把玉米粒的胚尖全部吃掉，因为玉米的许多营养都集中在这里。玉米胚尖所含的营养物质能增强人体新陈代谢、调节神经系统功能，能起到使皮肤细嫩光滑，抑制、延缓皱纹产生的作用。

芝麻碾碎 ▶ 好吸收

芝麻仁外面有一层稍硬的膜，把它碾碎后食用才能使人体吸收到营养，所以整粒的芝麻应加工后再吃。

团粉勾芡 ▶ 护营养

团粉（芡粉）用于油炸物的沾粉时可增加脆感，用于上浆时则可使食物保持滑嫩。团粉不溶于水，在和水加热至 60℃时，则糊化成胶体溶液，勾芡就是利用团粉的这种特性，使蔬菜间接受热，保护食物的营养成分并改善口味，并可使流失的营养素随着浓稠的汤汁一起被食用。团粉中还含有还原性谷胱甘肽，对维生素 C 有保护作用。

黄酒烫热喝 ▶ 更醇香

黄酒烫热喝可以使黄酒中极微量的甲醇、醛、醚类等有机化合物挥发掉，同时所含的脂类芳香物蒸腾，使酒更加甘爽醇厚，芬芳浓郁。

白葡萄酒 ▶ 冰镇饮

白葡萄酒冰镇后饮用口味更佳。白葡萄酒应冰至 10~12℃，对于酒龄高于 5 年的白葡萄酒可以再低 1~2℃，一般冰镇 2 小时左右即可。

最肥美　春季鳜鱼

鳜鱼肉质细嫩丰满，肥厚鲜美，内部无胆少刺，明代医学家李时珍誉之为"水豚"，还有人将其比成天上的龙肉。春季的鳜鱼最为肥美，被称为"春令时鲜"。

强身体　冬食羊肉

羊肉历来被当作冬季进补的重要食品之一。寒冬常吃羊肉可益气补虚，促进血液循环，增强御寒能力。夏秋季节气候热燥，不宜食用羊肉。

抗氧化　玉米熟吃

玉米熟吃更佳，烹调尽管使玉米损失了部分维生素 C，却使之获得了营养价值很高的抗氧化剂活性。

更易吸收　番茄酱

番茄酱中除了茄红素外还有 B 族维生素、膳食纤维、矿物质、蛋白质及天然果胶等，比起新鲜西红柿来，番茄酱里的营养成分更容易被人体吸收。

才治病　生食大蒜

大蒜辣素怕热，遇热后很快分解，其杀菌作用降低。因此，预防和治疗感染性疾病应该生食大蒜。发了芽的大蒜食疗效果甚微。

慎食食物

秋后老茄子　伤身

　　老茄子，特别是秋后的老茄子含有较多茄碱，对人体有害，不宜多吃。

食用狗肉　多禁忌

　　狗肉属热性食物，不宜夏季食用，而且一次不宜多吃。大病初愈的人也不宜食用，因此时病人体虚，进补只能温补。忌吃半生不熟的狗肉，以防寄生虫感染。忌食疯狗肉。

豆奶育婴　埋隐患

　　美国专门机构研究，吃豆奶长大的孩子成年后引发甲状腺和生殖系统疾病的风险较大，因此不要让婴儿喝豆奶。孕妇食用黄豆制品也要谨慎。

含铅皮蛋　慎吃

　　经常食用含铅皮蛋会引起铅中毒，导致失眠、贫血、好动、智力减退、缺钙。尽量选择无铅或铅含量低的皮蛋。

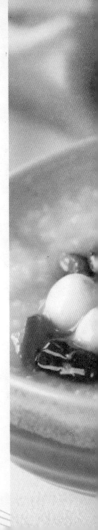

第三章
补益、治病饮食宜忌

治病食物

绿豆芽　治疗溃疡

　　绿豆芽中含有核黄素，很适合患口腔溃疡的人食用。

蒜薹　杀菌防感染

　　蒜薹含有辣素，其杀菌能力可以达到青霉素的 1/10，对病原菌和寄生虫都有良好的杀灭作用，可以起到杀菌、防止伤口感染、治疗感染性疾病和驱虫的作用。

香椿　驱蛔虫

　　香椿含有一种物质，其挥发气味能透过蛔虫的表皮，使蛔虫不能附着在肠壁上而被排出体外。

扁豆　药食两用

　　现代医学研究发现，扁豆为甘淡温和的健脾化湿药，主要用于脾胃虚弱，饮食减少，便溏腹泻，白带异常以及夏季暑湿引起的呕吐、腹泻、胸闷等病症，为夏季祛暑利湿，药食两用的食疗佳品。

利尿消水肿　茼蒿

茼蒿含有多种氨基酸、脂肪、蛋白质及较高量的钠、钾等矿物盐，能调节体液代谢、利二便、消除水肿。民间常用茼蒿治疗泄泻痢疾及小便淋漓不通。

强韧血管壁　菜花

有些人的皮肤一旦受到小小的碰撞和伤害就会变得青一块紫一块的，这是因为体内缺乏维生素K的缘故。补充的最佳途径就是多吃菜花。多吃菜花还会使血管壁强韧，不容易破裂。

润肺兼止咳　菜花

古代西方人发现，常吃菜花有爽喉、开音、润肺、止咳的功效，因此他们把菜花叫作"天赐的良药"和"穷人的医生"。18世纪轰动西欧的布哈尔夫糖浆，就是用菜花的茎叶榨出的汁液煮沸后调入蜂蜜制成的，专治咳嗽和肺结核。

护心防中风　菜花

菜花是含有类黄酮最多的食物之一。类黄酮除了可以防止感染，还是最好的血管清理剂，能够阻止胆固醇氧化，防止血小板凝结成块，因而减少心脏病与中风的危险。

菜 花　对抗坏血病

常吃菜花可增强肝脏解毒能力，并能提高机体的免疫力，可预防感冒和坏血病的发生。

草 菇　提高免疫力

草菇的维生素C含量高，能促进人体新陈代谢，提高机体免疫力。它还具有解毒作用，如铅、砷、苯进入人体时，可与其结合，随小便排出。

香 菇　促进钙吸收

香菇中有一种一般蔬菜缺乏的麦甾醇，它可转化为维生素D，促进体内钙的吸收，并可增强人体抵抗疾病的能力。多吃香菇对于预防感冒等疾病有一定帮助。

鸡腿蘑　病后调养

鸡腿蘑蛋白质含量很高。鸡腿蘑含有20种氨基酸，人体8种必需氨基酸全部具备，所以鸡腿蘑是很好的营养食品，对体弱或病后需要调养的人十分有益。

酸 奶　抑制骨质疏松

常喝酸奶，在女性更年期时可以抑制由于缺钙引起的骨质疏松症；在老年时期，每天喝酸奶可矫正由于偏食引起的营养缺乏。

润燥　秋　梨

　　梨具有润燥消风、醒酒解毒等功效，因其鲜嫩多汁、酸甜适口，所以又有"天然矿泉水"之称。在秋季气候干燥时，人们常感到皮肤瘙痒、口鼻干燥，有时干咳少痰，每天吃一两个梨可缓解秋燥，有益健康。

护嗓、防痛风　熟　梨

　　梨可清喉降火，播音、演唱人员经常食用煮好的熟梨，能增加口中的津液，起到保养嗓子的作用。煮熟的梨有助于肾脏排泄尿酸和预防痛风、风湿病、关节炎。

保护呼吸道　柚　子

　　美国研究发现，每天饮用柚汁的人较少出现呼吸器官系统毛病，尤其是感冒、咽喉疼痛时，吃一瓣新鲜柚子能使人倍感舒适。

消炎利水肿　菠　萝

　　菠萝中的"菠萝朊酶"有溶解阻塞于组织中的膳食纤维和血凝块的作用，能改善局部的血液循环，消除炎症和水肿。如果有炎症、水肿或血栓的患者，在治疗阶段，适当多吃一些菠萝，有一定的辅助作用。

橙 子 　预防胆囊病

　　女性摄取维生素 C 不足容易患胆囊疾病。虽然其中的机理尚不清楚，但经常食用橙子对预防胆囊疾病确实有效。

哈密瓜 　生津解暑

　　哈密瓜含糖量在 15% 左右，味甘如蜜，奇香袭人，不但好吃，而且营养丰富，药用价值高，有清凉消暑、除烦热、生津止渴的作用，是夏季解暑的佳品。

桑 葚 　提高免疫力

　　桑葚具有天然生长、无任何污染的特点，营养价值是苹果的 5~6 倍，是葡萄的 4 倍，具有多种功效，被医学界誉为 "21 世纪的最佳保健果品"。常吃能显著提高人体免疫力，具有延缓衰老、美容养颜的功效。桑葚有黑、白两种，鲜食以紫黑色为补益上品。

柿 子 　营养益心脏

　　外国俗语云："一日一苹果，医生远离我。"但是，要论预防心脏血管硬化，柿子的功效远大于苹果，堪称有益心脏健康的水果王。柿子所含维生素和糖分比一般水果高 1~2 倍。每天吃一个柿子，所摄取的维生素 C 基本上就能满足一天需要量的一半。

利尿治黄疸　　西瓜

　　吃西瓜后尿量会明显增加，这可以减少胆色素的含量，并可使大便通畅，对治疗黄疸有一定作用。

多汁解暑热　　西瓜

　　西瓜除不含脂肪和胆固醇外，几乎含有人体所需的各种营养成分，是一种富有营养、纯净、食用安全的食品。西瓜清热解暑，除烦止渴，在急性热病发热、口渴汗多、烦躁时，食用西瓜，症状会马上改善。

预防冠心病　　橘子

　　橘子所含的橘皮苷可以加强毛细血管的韧性、降血压、扩张心脏的冠状动脉，因此可以说，橘子是预防冠心病和动脉硬化的食品。

保钙延年寿　　山楂

　　老年人常吃山楂制品能增强食欲，改善睡眠，保持骨和血中钙的恒定，预防动脉粥样硬化，延年益寿，故山楂被人们视为"长寿食品"。

防感冒　　枇杷

　　枇杷果实及叶有抑制流感病毒的作用，常吃可以预防四时感冒。

柠檬 杀菌强

柠檬味极酸，肝虚孕妇最喜食，故称益母果或益母子。柠檬中含有丰富的柠檬酸，因此被誉为"柠檬酸仓库"。柠檬含有烟酸和丰富的有机酸。柠檬汁有很强的杀菌作用，对食品卫生很有好处。实验显示，酸度极强的柠檬汁在15分钟内可把海生贝壳内所有的细菌杀死。

柠檬 止血、防结石

柠檬汁中含有大量柠檬酸盐，能够抑制钙盐结晶，从而阻止肾结石形成，甚至已成之结石也可被溶解掉。所以食用柠檬能防治肾结石，使部分慢性肾结石患者的结石减少、变小。

柠檬酸有收缩、增固毛细血管，降低血管通透性，提高凝血功能及血小板数量的作用，可缩短凝血时间和出血时间，具有止血作用。

西番莲 果汁之王

西番莲是集香蕉、菠萝、荔枝、番石榴、杧果、酸梅、草莓、阳桃等数十种水果香味于一身的水果，台湾人称之为"百香果"，国外则称之为"果汁之王"。用西番莲加工制成的果汁，馨香四溢，醇浓可口，是国内外畅销的高级饮料。

利尿、驱虫　　椰汁

椰汁有强心、利尿、驱虫、止呕止泻
之功效。中医认为，椰肉具有补益脾胃、
杀虫消疳之功效；椰汁有生津、利水等功能。

消炎疗溃疡　　阳桃

阳桃含有大量的挥发性成分、胡萝卜
素类化合物、糖类、有机酸及B族维生素、
维生素C等，可消除咽喉炎症及口腔溃疡，
防治风火牙痛。

减肥享受　　苹果

苹果的营养价值和医疗价值都很高，
被越来越多的人称为"大夫第一药"。许多
美国人把苹果作为瘦身必备，每周节食一
天，这一天只吃苹果，号称"苹果日"。

能润喉　　橄榄

我国北方隆冬腊月气候异常干燥，常
食点儿橄榄有润喉之功。中医素来称橄榄
为"肺胃之果"，对于肺热咳嗽、咯血颇
有益。橄榄与肉类炖汤作为保健饮料有舒
筋活络功效。

防口腔溃疡　　板栗

板栗含有核黄素（维生素B2），常吃板
栗对日久难愈的儿童口舌生疮和成人口腔
溃疡有益。

开心果 增强体质

开心果营养丰富，其果仁含蛋白质约20%，含糖15%～18%，还可以榨油，因此越嚼香味越浓，余味无穷，对身体有很好的补充营养的作用。其果仁含有维生素E，有抗衰老的作用，能增强体质。

腰果 保护心血管

腰果中的脂肪成分主要是不饱和脂肪酸，有很好的软化血管的作用，对保护血管、防治心血管疾病大有益处。

榧子 杀虫如中药

榧子可以用于多种肠道寄生虫病，如儿童蛔虫、蛲虫、钩虫等，其杀虫能力与中药使君子相当。

榛子 营养全面

榛子中人体所需的8种氨基酸样样俱全，其含量远远高过核桃。榛子营养丰富，果仁中除含有蛋白质、脂肪、糖类外，胡萝卜素、维生素 B_1、维生素 B_2、维生素 E 含量丰富。榛子中钙、磷、铁含量也高于其他坚果。榛子富含油脂，有利于其中脂溶性维生素在人体内的吸收，对体弱、病后虚赢、易饥饿的人都有很好的补养作用。

抑菌定喘咳　　白　果

　　白果中的白果酸等有抑菌、杀菌作用，可治疗呼吸道感染性疾病。白果还具有敛肺气、定喘咳的功效。

杀寄生虫　　南瓜子

　　南瓜子有很好的杀灭人体内寄生虫（如蛲虫、钩虫等）的作用。对血吸虫幼虫也具有很好的杀灭作用，是血吸虫病的首选食疗之品。

止血　　花生红衣

　　花生有止血作用。花生红衣的止血作用比花生更是高出50倍，对多种出血性疾病都有良好的止血功效。

延年益寿　　花　生

　　花生长于滋养补益，有助于延年益寿，所以民间又称"长生果"，并且和黄豆一样被誉为"植物肉""素中之荤"。花生的蛋白质含量比粮食类高，可与鸡蛋、牛奶、肉类等一些动物性食品媲美。它含有大量的蛋白质和脂肪，特别是不饱和脂肪酸的含量很高，很适宜制作各种营养食品。

肝脏、动物血　补血

　　肝脏是动物体内储存养料和解毒的重要器官，含有丰富的营养物质，具有营养保健功能，是最理想的补血佳品之一。但要注意动物肝脏不宜食用过多，以免摄入太多的胆固醇。

　　猪血、鸡血、鸭血等动物血通常被制成血豆腐，也是理想的补血佳品。

动物血　排毒止血

　　动物血具有利肠通便作用，可清除肠腔的沉渣浊垢，对尘埃及金属微粒等有害物质具有净化作用，以避免积累性中毒。因此它是人体污物的"清道夫"。动物血含有维生素K，能促进血液凝固，有止血作用。

虾　消除时差症

　　有科学家最近发现，虾体内的虾青素有助于消除因时差反应而产生的"时差症"。

紫菜　补血护骨骼

　　紫菜中含有丰富的钙、铁元素，不仅是治疗女性、儿童贫血的优良食物，而且可以促进儿童和老人的骨骼、牙齿生长和保健。

术后复原　黑鱼

　　黑鱼主要含有蛋白质、脂肪、糖类、多种维生素和矿物质等，除了制作上等佳肴外，还有很高的药用价值。患者进行手术后，常食黑鱼，有生肌补血、加速伤口愈合的作用。忌食落潮的黑鱼子，因其有毒，误食有生命危险。

更年期佳肴　黄豆

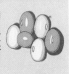

　　黄豆中的植物雌激素与人体中产生的雌激素在结构上十分相似，可以成为辅助治疗女性更年期综合征的最佳食物，不但经济、有效，而且绝无副作用。黄豆中还富含钙质，对更年期骨质疏松也有疗效，可谓一举两得。

补血胜牛奶　豆浆

　　饮用鲜豆浆可防治缺铁性贫血，对于贫血病人的调养，比牛奶作用要强。

防治气喘病　豆浆

　　长期坚持饮用豆浆能防治气喘病。

绿豆　清热、补水

绿豆性味甘凉，有清热解毒之功。夏天在高温环境工作的人出汗多，水液损失很大，体内的电解质平衡遭到破坏，用绿豆煮汤来补充是最理想的方法，能够清热益气、止渴利尿，不仅能补充水分，而且还能及时补充矿物质，对维持体液电解质平衡有着重要意义。

豆腐　预防骨质疏松

豆腐有抗氧化的功效。所含的植物雌激素能保护血管内皮细胞，使其不被氧化破坏。如果经常食用就可以有效地减少血管系统被氧化破坏。另外这些雌激素还能有效地预防骨质疏松、乳腺癌和前列腺癌的发生，是更年期的保护神。

葱　腋臭多汗忌食

葱对汗腺刺激作用较强，有腋臭的人在夏季慎食，多汗的人忌食。不要过量食用，否则会引起头昏、视物不清，损伤视力。

大蒜　调味又防病

大蒜既可调味，又能防病健身，常被人们称誉为"天然抗生素"。大蒜含有丰富的营养元素，其中大蒜素具有开胃、降压、降脂的功效。

防治失眠 花生酱

吃花生酱有助于入睡，这与花生酱中含有的一种叫色氨酸的物质有关。过期的花生酱可能含有黄曲霉毒素，切勿食用。

防晕车醉酒 榨菜

榨菜有"天然茶苯海明"之说，晕车晕船者拿一片榨菜在嘴里慢慢咀嚼，会使烦闷情绪缓解。饮酒不适或过量时，吃一点儿榨菜，可以缓解酒醉造成的头昏、胸闷、烦躁感。

预防白内障 啤酒

啤酒是由发酵的谷物制成的，含有丰富的 B 族维生素和其他营养成分，并具有一定的热量。啤酒特别是黑啤酒可使动脉硬化和白内障的发病率降低 50%，并对心脏病有预防作用。

防肺病 白葡萄酒

多酚可以软化血管并清除有害的自由基，多酚主要包含在葡萄皮中，酿造白葡萄酒会先去掉葡萄皮，因此人们普遍认为红葡萄酒比白葡萄酒更健康。但一项新的研究指出，饮用葡萄酒对肺部有益，主要归功于白葡萄酒而不是红葡萄酒。白葡萄酒对预防肺部病症有良好的功效。

白葡萄酒　能杀菌

白葡萄酒比红葡萄酒有更强大的杀□作用，白葡萄酒含葡萄酸和酒石酸等有□酸，有机酸浓度越高，酸性越大，杀菌□用越强。吃海鲜、肉类食物时，喝点儿□葡萄酒能将食物中的细菌（大肠杆菌、□形杆菌等）杀死。

茶　叶　除葱臭

人在食葱后，口腔中留下难闻的葱□味，此时只需用浓茶漱口或口内咀嚼几□茶叶，即可除去此味道。葱叶中含有丰□的胡萝卜素，不要轻易丢弃。

绿　茶　抗衰、防辐射

绿茶所含维生素 C 比红茶多，每天 2~3 杯绿茶就基本上可以满足人体对维生素 C 的需要。

绿茶中维生素 B_1、维生素 B_2 和维生素 P 也比红茶多，因此绿茶在抑菌、防衰老和血管硬化、抑制突变、防止辐射损伤、降低胆固醇和血脂、儿童防龋齿等方面比红茶更有效。

夏季高温，人体出汗多，体内津液消□耗大，宜饮绿茶。

暖脾胃　　红　茶

冬天宜喝红茶，红茶性味甘温，可补益身体，生热暖脾胃，从而增强人体对寒冷的适应能力。

红茶可加奶、糖，芳香不改。在红茶中加上柠檬，强壮骨骼的效果更强。也可加上各种水果，增进保健效用。

解晕船呕吐　　杧　果

杧果有益胃、止呕、止晕的功效。在古代，凡漂洋过海者，无不随身携带一些杧果，以解晕船之症。因此，杧果对于眩晕症、梅尼埃病、高血压晕眩、恶心呕吐等均有益。

去痱子　　苦　瓜

在炎热夏季，儿童常会生出痱子，用苦瓜煮水擦洗，有清热止痒去痱的功效。中医认为，苦瓜具有除邪热、解劳乏、清心明目的功能。

解醉酒　　生茭白汁

生茭白绞汁饮用有解醉酒的功效。

阿 胶　补血圣品

　　驴肉和驴皮熬制的阿胶具有补气、补血滋阴的功能，被称为"补血圣品"。阿胶能促进红细胞和血红蛋白的生长，是补血佳品。阿胶中的钙有助于调节机体钙平衡。食用阿胶可以强筋健骨，添精固肾。

黑木耳　防血栓

　　黑木耳能减少血液凝块，预防血栓的发生，有防治动脉粥样硬化和冠心病的作用。

黑木耳　清胃涤肠

　　黑木耳中的胶质可把残留在人体消化系统内的灰尘、杂质吸附集中起来排出体外，从而起到清胃涤肠的作用。因此，它是矿山、化工和纺织工人不可缺少的保健食品。它对胆结石、肾结石等内源性异物也有比较显著的化解功能。

富含矿物质食物

钙高草酸低　木耳菜

　　木耳菜的钙含量很高，是菠菜的 2~3 倍，且草酸含量极低，是补钙的优选经济菜。

锌王名不虚　莼　菜

　　丰富的锌含量使莼菜成为植物中的"锌王"，是儿童最佳的益智健体食品之一，可防治儿童多动症。西湖莼菜最为著名。

补锌　佛手瓜

　　据医学研究报道，锌对儿童智力发育影响较大，缺锌儿童智力低下。常食含锌较多的佛手瓜，可以提高智力。

补铁　黑木耳

　　黑木耳中铁的含量极为丰富，为猪肝的 7 倍多，故常吃木耳能养血驻颜，令人肌肤红润，容光焕发，并可防治缺铁性贫血。现代营养学家盛赞黑木耳为"素中之荤"，其营养价值可与动物性食物相媲美。鲜木耳含有毒素，不可食用。

苋菜　补钙防痉挛

苋菜富含易被人体吸收的钙质，对牙齿和骨骼的生长可起到促进作用，并能维持正常的肌肉活动，防止肌肉痉挛（抽筋）。

口蘑汤　补硒

口蘑富含微量元素硒，是良好的补硒食品。喝下口蘑汤数小时后，血液中的硒含量就会增加，并且血中谷胱甘肽过氧化物酶的活性会显著增强，它能够防止过氧化物损害机体，降低因缺硒引起的血压升高和血黏度增加，调节甲状腺的工作，提高免疫力。

仙人掌　补钙佳品

仙人掌不含草酸，极利于人体对钙的吸收，是儿童及中老年人补钙的佳品。

桃　补铁

桃中除了含有多种维生素和果酸以及钙、磷等矿物质外，它的含铁量为苹果和梨含铁量的4~6倍，是缺铁性贫血病人的理想辅助食物。另外，桃含钾多钠少，适合水肿病人食用。

补充维生素　大枣

大枣最突出的特点是维生素含量高。国外的一项临床研究显示：连续吃大枣的病人，康复速度比单纯吃维生素药剂者快3倍以上。因此，大枣就有了"天然维生素丸"的美誉。

预防碘缺乏　柿子

柿子还有一个特点就是含碘，所以因缺碘引起的地方性甲状腺肿大患者，食用柿子很有帮助。一般人平时经常食用，对预防碘缺乏也大有好处。

补铁润红颜　樱桃

樱桃的含铁量特别高，位于各种水果之首，是橘子、梨的20倍以上。常食樱桃可补充体内所需铁元素，促进血红蛋白再生，既可防治缺铁性贫血，又可养颜驻容，除皱消斑，使皮肤嫩白红润，同时增强体质，健脑益智。

"VC之王"　猕猴桃

猕猴桃维生素C含量在水果中名列前茅，一颗猕猴桃能提供一个人一日维生素C需求量的两倍多，故被誉为"VC之王"。成人每天吃1个猕猴桃就能满足人体每天对维生素C和膳食纤维的需要了。

鲜橄榄　补钙

　　橄榄果肉含有丰富的营养，鲜食有益人体健康，特别是含钙较多，对儿童骨骼发育有帮助。

番荔枝　VC 及时补

　　番荔枝果实呈圆形或圆锥形，果皮淡绿色，有鳞状凸起，果肉为乳白色的浆质，柔软而稍带胶状，味甜微酸，气味芳香，入口即溶。番荔枝粉是国外长期野外科学探险考察活动中的必备品，它能及时补充维生素 C。

鸭　蛋　钙铁很丰富

　　鸭蛋中各种矿物质的总量超过鸡蛋很多，特别是铁和钙在鸭蛋中更是丰富，对骨骼发育有益，并能预防贫血。

奶　酪　补钙佳选

　　奶酪被誉为乳品中的"黄金"，每千克奶酪制品浓缩了 10 千克牛奶的蛋白质、钙和磷等人体所需的营养成分，独特的发酵工艺，使蛋白质的吸收率达到了96%～98%。奶制品是食物补钙的最佳选择，奶酪正是含钙最多的奶制品，而且这些钙很容易吸收。就钙的含量而言，250毫升牛奶＝ 200 毫升酸奶＝ 40 克奶酪。

英国牙科医生认为，人们在吃饭时吃一些奶酪，有助于防止龋齿。吃含有奶酪的食物能大大增加牙齿表层的含钙量，从而起到抑制龋齿发生的作用。

秋冬补铜　鲈鱼

鲈鱼血中含有较多的铜元素。铜能维持神经系统的正常功能并参与数种物质代谢的关键酶的作用。铜元素缺乏的人可食用鲈鱼来补充。秋末冬初是吃鲈鱼的大好季节，以松江鲈鱼最为有名。

补矿物质　裙带菜

裙带菜被称为"矿物质的天然宝库"，它含有碘、钙、铁等人体所需的几乎所有矿物质，而且含量丰富。每天只要食用约10克干品，即可基本满足人体每日所需的各种矿物质，这是任何其他天然食物难以比拟的。

钙铁列前茅　芝麻酱

芝麻酱含钙量比蔬菜和豆类都高得多，仅次于虾皮，经常食用对骨骼、牙齿的发育都大有益处。芝麻酱每百克含铁高达48毫克，比猪肝高1倍，比鸡蛋黄高6倍，经常食用不仅对纠正偏食厌食有积极的作用，还能预防缺铁性贫血。

健脑食物

金针菇　益智促生长

金针菇中赖氨酸的含量特别高，含锌量也比较高，有促进儿童智力发育和健脑的作用，在许多国家被誉为"益智菇"和"增智菇"。金针菇能有效地增强机体的生物活性，促进体内新陈代谢，有利于食物中各种营养素的吸收和利用，对生长发育也大有益处。

核桃　健脑缓衰老

核桃含有丰富的 B 族维生素和维生素 E，可防止细胞老化，能健脑、增强记忆力及延缓衰老，被誉为"万岁子""长寿果"。

松子　软化血管

唐代的《海药本草》中就有"海松子温胃肠，久服轻身，延年益寿"的记载，松子被视为"长寿果"，又被称为"坚果中的鲜品"，对老人最有益。松子中的脂肪成分是油酸、亚油酸等不饱和脂肪酸，有很好的软化血管的作用，是中老年人保护血管的理想食物。

保健食物

保健属上品　驴肉

驴肉肉质细嫩，有补气、补虚之功。民间有"天上龙肉，地上驴肉"的谚语，以此来形容驴肉之美味。驴肉具有补气、补虚的功能，是较为理想的保健食品之一。

一鸽胜九只鸡　鸽肉

古话说"一鸽胜九鸡"，鸽子肉营养价值较高，非常适合老年人、体虚病弱者、手术病人、孕妇及儿童。中医认为，鸽子肉易于消化，具有滋补益气、祛风解毒的功能，对病后体弱、血虚闭经、头晕神疲、记忆衰退者有很好的补益治疗作用。

动物人参　鹌鹑肉

鹌鹑肉味道鲜美，营养丰富，俗话说："要吃飞禽，鸽子鹌鹑。"鹌鹑肉是典型的高蛋白、低脂肪、低胆固醇食物，可与补药之王人参相媲美，被誉为"动物人参"。鹌鹑肉中富含卵磷脂和脑磷脂，是高级神经活动不可缺少的营养物质，具有健脑的作用。

鸡 蛋　**长寿秘诀**

鸡蛋含有人体需要的几乎所有的营养物质，营养学家称之为"完全蛋白质模式"。但一周食用不宜超过 4 个。

蚕 蛹　**七个蚕蛹一个蛋**

蚕蛹味道鲜美，营养丰富，是极宝贵的动物性蛋白质来源。据分析，每 100 克鲜蚕蛹中含蛋白质高达 50~55 克，几乎是鸡蛋或牛肉的 2.5 倍，猪瘦肉或鸡蛋的 3 倍。蚕蛹含有丰富的蛋白质和多种氨基酸，有"七个蚕蛹一个蛋"的说法，是高级营养补品。 食用前必须彻底洗净蛹内外的代谢物，并且不要食之过多。

蜂王浆　**保健有奇效**

蜂王浆能明显增强人体对多种致病因子的抵抗力，促进脏腑组织的再生与修复，调整内分泌及新陈代谢，还能有效增进食欲，改善睡眠并促进生长发育，对人体有极强的保健功能和奇异的医疗效果。

连壳菱角　**解酒毒**

菱角连壳捣碎，水煎后取汁饮用，解酒精中毒。

保健抗衰老　　鸭 肉

　　B族维生素是抗脚气病、抗神经炎和抗多种炎症的维生素，在生长期、妊娠期及哺乳期的人比一般人需要量更大。维生素E是人体自由基的清除剂，在抗衰老过程中起着重要的作用。鸭肉是含B族维生素和维生素E比较多的肉类，吃鸭肉有很好的保健抗衰老作用。

赛人参　　黄 鳝

　　鳝鱼味鲜肉美，并且刺少肉厚，肉质细嫩，与其他淡水鱼相比，其味别具一格。以小暑前后一个月的夏鳝鱼最为滋补，故有"小暑黄鳝赛人参"之说。

养身补虚劳　　乌 鸡

　　乌鸡是补虚劳、养身体的上好佳品。与一般鸡肉相比，乌鸡肉的蛋白质、维生素B$_2$、烟酸、维生素E、磷、铁、钾、钠的含量更高，人体必需的多种氨基酸，而胆固醇和脂肪含量则很少，难怪人们称乌鸡是"黑了心的宝贝"。食用乌鸡可以提高生理机能、延缓衰老、强筋健骨。对防治骨质疏松症、佝偻病、女性缺铁性贫血症等有明显功效。《本草纲目》认为乌骨鸡补虚劳羸弱，制消渴，益产妇，治妇人崩中带下及一些虚损诸病。

蜂　蜜　　增强抵抗力

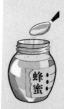

　　蜂蜜所含的单糖不需要经消化就可以被人体吸收，对妇、幼特别是老人更具有良好的保健作用，因而被称为"老人的牛奶"。蜂蜜含 75% 左右的葡萄糖和果糖，20% 左右的水分，以及少量的蛋白质、矿物质、芳香物质和维生素等。食用蜂蜜可迅速补充体力，解除疲劳，增强人体对疾病的抵抗力。

银　耳　　养阴润燥

　　银耳是一味滋补良药，特点是滋润而不腻滞，具有补脾开胃、益气清肠、安眠健胃、补脑、养阴清热、润燥之功，对阴虚火旺不受人参、鹿茸等温热滋补的病人是一种良好的补品。但要注意，食用变质银耳会发生中毒反应，严重者会有生命危险。

鱼　　防病健体

　　鱼肉中含大量蛋白质，而且鱼肉蛋白质的质量很高，容易消化吸收。大部分鱼含脂肪少，而且含不饱和脂肪酸多。通常呈液态，比畜肉的脂肪容易消化。鱼中所含碘可防止脂质在动脉内壁沉积，多吃鱼还可防治心血管疾病。鱼肉含有丰富的营养，不但可以强身，而且可以防病健体。可作为很多疾病的辅助治疗食品。

保健属上品   螺旋藻

螺旋藻所含的营养素全面并且与人体所需要的营养物质相一致，被联合国粮农组织认定为"21世纪最理想的食品"，世界卫生组织称其为"21世纪最安全的保健食品"。科学研究表明，螺旋藻蛋白质含量高达60%～70%，到目前为止世界上还没有一种可食生物能与之匹敌。它还含有丰富的β-胡萝卜素、多种矿物质和维生素、不饱和脂肪酸、人体不能合成但必需的8种氨基酸以及目前尚不清楚的生理活性物质。

螺旋藻食用后基本没有不良作用，所以螺旋藻有"宇航时代新粮食和氧源"的美称。

穷人的医生   菜 花

菜花是含有类黄酮最多的食物，对减少心脏病与中风发病概率有一定的功效，被叫作"天赐的良药"和"穷人的医生"。

排毒、解毒食物

萝卜　减毒性

萝卜中的一些酶不但能分解食物中的淀粉、脂肪，还可以分解致癌作用很强的亚硝酸胺。吃烤鱼、烤肉时，宜与萝卜搭配食用，以分解其有害物质，减少毒性。

韭菜　洗肠草

韭菜含有较多的膳食纤维，能增进胃肠蠕动，可有效预防习惯性便秘和肠癌。这些膳食纤维还可以把消化道中的头发、沙砾、金属屑甚至是较大颗粒针包裹起来，随大便排出体外，有"洗肠草"之称。

橄榄　解毒消积食

新鲜橄榄可解煤气中毒、酒精中毒和鱼蟹之毒，食之能清热解毒、化痰、消积。

绿豆　解毒良药

绿豆有解毒作用，如遇有机磷农药中毒、铅中毒、酒精中毒（醉酒）或吃错药等情况，经常在有毒环境下工作或接触毒物质的人，应经常食用绿豆来解毒保健。

◦り疾病忌食

手术前忌吃 　茄　子

　　手术前食用茄子，麻醉剂可能无法正常地分解，会拖延病人苏醒的时间，进而影响到病人的康复。

骨折初期忌 　骨　汤

　　骨折病人初期不宜饮用排骨汤，中期可以少量进食，后期调补之时饮用排骨汤会收到理想的食疗效果。

过敏体质慎吃 　杧　果

　　过敏体质者慎吃杧果，吃完后要及时清洗掉残留在口唇周围皮肤上的杧果汁肉，以免发生过敏反应。即使本身没有过敏史者，一口气吃数个杧果也会即时有失声之感，可马上用淡盐水漱口化解。

腹泻时勿食 　蓝　莓

　　蓝莓因具多种食用及药用功效，被国际粮农组织列入人类健康食品。新鲜蓝莓有轻泻作用，腹泻时勿食。蓝莓的紫蓝色汁液溅到衣服上极难洗涤。

西　瓜　心衰肾炎忌

心衰或肾炎患者不宜多吃西瓜，以免加重心脏和肾脏的负担，使病情加重。口腔溃疡和感冒初期患者不宜多吃西瓜。

花　生　胆病患者忌

花生含油脂多，消化时需要多耗胆汁，故胆病患者不宜食用。

第四章

食物烹调宜忌

食物烹调宜忌

铜器+维生素C→氧化破坏维生素C

煮牛奶→离火再放糖

铁锅煮藕→藕发黑

木耳菜→宜旺火快速炒

油炸茄子→营养损失大

螃蟹未熟透→不要吃

味精→在菜肴出锅时加

鱼肉油炸→损失DHA

食物烹调宜忌

铁器 + 鞣质　难消化

　　不能用铁锅烹调富含鞣质的食物和饮料，比如茶、咖啡、红糖、可可、果汁等。食物中的鞣质会和铁元素化合为不溶解的物质，胃肠难以消化。这种不溶解的物质如果摄入过多则对人体有害。

铁器 + 酸性食物　降低营养价值

　　铁在酸性环境中加热易生成亚铁盐类，亚铁盐会使蛋白质迅速凝固，影响人体对食物的消化吸收，进而降低食物的营养价值。

　　铁锅炒菜加醋时，醋量不宜过多，烹炒时间也不宜过长。

铝器 + 碱　久食危害健康

　　铝在碱性溶液中反应生成铝酸盐，铝酸盐溶解后释放出铝离子，随食物进入人体，但由于数量很少，通常不会引起中毒。不过对于肾功能衰竭或肠壁功能异常通透性增强者，则可能因为对铝的吸收量增强而造成危害，长期食用者更甚。

阻止磷吸收　铝器 + 酸性食物

铝遇酸或碱都会起反应，生成铝盐或铝酸盐，比如醋酸铝、氯化铝等，这是一些有毒的可溶性铝化物。用铝器加热或存诸酸性食物和饮料，或者用铝锅炒菜时加醋都会释出更多的铝离子，很容易超过人体正常的需要量，长期食用这种被污染了的食物，会干扰磷的代谢，阻止磷的吸收，进而产生脱钙、骨骼软化等骨骼病变。铝过量对中枢神经系统也有毒害作用，会引起记忆力衰退、神经紊乱、老年性痴呆等症。

中毒　铜器 + 酸性食物

铜质器皿与醋不宜长久接触，否则会产生铜绿。铜绿是一种有毒物质，人体吸收后会降低谷胱甘肽还原酶的活性，损伤细胞膜，表现为溶血、少尿、休克、中枢神经抑制等，严重的甚至导致死亡。

铜与酸性饮料中的二氧化碳、柠檬酸作用产生有毒物质碱式碳酸铜和柠檬酸铜，饮用后会出现舌苔变黑、恶心、呕吐等中毒症状。

氧化破坏维生素 C　铜器 + 维生素 C

不要用铜制器皿烹调或盛放白菜、油菜、空心菜等富含维生素 C 的蔬菜和水果，因为维生素 C 对氧很敏感，铜会促进维生素 C 氧化。

不锈钢炊具 + 酒　慢性中毒

不锈钢炊具在高温烹炒时，如果加入酒类调料，酒中的乙醇可使不锈钢中的铬、镍游离溶解。

铬与糖代谢、脂肪代谢密切相关，在胰岛素存在的条件下会使更多的葡萄糖转变为脂肪，造成机体代谢紊乱。大量的铬盐还会对肝肾功能造成损害，夺取血液中的氧气，导致组织缺氧，造成血管、神经系统的损害。

镍盐对神经系统先兴奋后抑制麻痹，镍过量有致癌作用，长期积累容易导致肺癌。

长期不合理使用不锈钢炊具会使人慢性中毒。

铁锅煮藕　藕发黑

煮藕时忌用铁器，以免引起食物发黑。《物类相感志》："藕，忌铁器。"荷叶也忌铁器，不可用铁器煮荷叶粥或荷叶汤羹、茶水。

烹炒洋葱　宜快不宜久

烹炒洋葱宜旺火快速翻炒，不宜加热过久，以有些微辣味为佳，这样可以最大限度地保存其中的营养成分。

会变黑 莼菜遇铁

莼菜由于含有较多的单宁物质，与铁器相遇会变黑，所以忌用铁锅烹制。

焯烫挤汁不可取 白菜

白菜烹调时不宜用焖煮、煮焯浸烫后挤汁等方法，以避免营养成分的大量损失。

除草酸 菠菜先焯后炒

菠菜不能直接烹调，因为它含草酸较多，有碍机体对钙的吸收。故吃菠菜时宜先用沸水焯一下，捞出再炒。吃菠菜的同时应尽可能地多吃一些碱性食品，如海带、蔬菜、水果等，以促使草酸钙溶解排出，防止结石。

熟透防中毒 豆角

豆角，特别是经过霜打的鲜豆角，含有大量的皂苷和血球凝集素。食用时若没有熟透，则会发生中毒。经及时治疗，大多数病人在2～4小时内即可恢复健康。为防止中毒发生，豆角吃前应加处理，可用沸水焯透或热油煸，直至变色熟透方可食用。烹煮时间宜长不宜短，要保证豆角熟透。豆类的种子都必须煮熟煮透才能食用，否则也会中毒。

莴笋爽脆色美　少放盐

　　莴笋口感鲜嫩，色泽碧绿，制作菜肴可荤可素，可凉可热。烹炒莴笋想要保持爽脆的口感和碧绿的色泽，一定要少放盐，还要注意掌握火候，烹炒时间不可过长。

芥蓝去涩　糖酒来帮忙

　　芥蓝菜有苦涩味，炒时加入少量糖和酒，可以改善口感。同时，加入的汤水要比一般菜多一些，炒的时间要长些，因为芥蓝梗粗不易熟透，烹制时挥发水分必然多些。

木耳菜　宜旺火快速炒

　　木耳菜烹调时要用旺火快炒，炒的时间长了易出黏液，并且不宜放酱油。木耳菜素炒清香鲜美，口感嫩滑。

圆白菜　生食保维生素

　　圆白菜以富含维生素 C、叶酸、维生素 U、维生素 P、维生素 E 和胡萝卜素著称，切丝凉拌、制作沙拉或绞汁饮用，能较好地保存所含的营养成分，特别是各种维生素。

偏寒用姜中和 绿豆芽

绿豆芽膳食纤维较粗，不易消化，且性质偏寒，烹调时应配上一点儿姜丝，以中和它的寒性，适于夏季食用。但是脾胃虚寒之人不宜多食、久食。

加醋少油盐 炒绿豆芽

烹调绿豆芽时油盐不宜太多，要尽量保持其清淡的性味和爽口的特点。

芽菜下锅后要迅速翻炒，适当加些醋，才能更好地保存水分及维生素C，口感也会更好。

加醋不加碱 炒黄豆芽

烹调黄豆芽切不可加碱，要加少量食醋，这样才能更好地保护维生素 B_2 少受损失。烹调过程要迅速，或用油急速快炒，或用沸水略焯后立刻取出调味食用。

旺火快炒健胃肠 茼 蒿

茼蒿中含有特殊香味的挥发油，有助于宽中理气，消食开胃，增加食欲。茼蒿中的这种芳香精油遇热易挥发，这样会减弱茼蒿的健胃作用，所以烹调时应注意旺火快炒。氽汤或凉拌对胃肠功能不好的人有利。

豆瓣菜　鲜嫩不宜过熟

　　豆瓣菜口感脆嫩，营养丰富，适合制作各种菜肴，还可制成清凉饮料或干制品，具有很高的食用价值。豆瓣菜十分鲜嫩，不宜烹得过熟过烂，既影响口感又造成营养损失。

青蒜过熟　降低杀菌力

　　青蒜和蒜薹不宜烹制得过熟过烂，以免辣素被破坏，杀菌作用降低。

香椿　当菜又能当调料

　　香椿可用于生拌、热炒、腌制，也是香味十足的调味料，可烹制"香椿鸡蛋""炸香椿鱼"等。

油炸茄子　营养损失大

　　油炸茄子会造成维生素 P 大量损失，挂糊上浆后炸制能减少这种损失。

西红柿加醋　破坏有害物

　　烹调西红柿时不要久煮。烧煮时稍加些醋，则能破坏其中的有害物质番茄碱。

少油勾薄芡　　丝　瓜

丝瓜不宜生吃，可炒食或烧汤。烹制丝瓜时应注意尽量保持清淡，油要少用，可勾薄芡，以保留香嫩爽口的特点。

忌铁器　　桑　葚

熬桑葚膏时忌用铁器。唐代苏恭《新修本草》："桑葚最恶铁器，然在饭锅内蒸熟，虽铁器而无碍也。采紫者第一，红者次之，青则不可用。"

忌铁器　　山　楂

根据前人经验，山楂忌用铁器煮食。

忌铁器、铅器　　木　瓜

根据前人经验，山楂忌用铁器煮食。

忌铁器　　何首乌

根据前人经验，何首乌忌用铁器煮食。《开宝本草》："忌铁。"

人 参 | 忌铁器、铝器

人参忌铁器、铝器，应用砂锅、瓦罐煎煮。

猪肉炖煮 | 减少胆固醇

猪肉如果调煮得宜，亦可成为"长寿之药"。猪肉经长时间炖煮后，脂肪会减少30%~50%，胆固醇含量会大大降低。

吸烟者 | 炒猪肉易患肺癌

高温烹炒猪肉时所散发出的化学物质，会与香烟里致癌的化学物质结合起来提高致癌概率。由于中国女性缺乏相应的抵抗基因，若中国女性吸烟者做饭时经常烹炒猪肉的话，那么患上肺癌的可能性是一般吸烟者的2.5倍。

鱼肉油炸 | 损失 DHA

烹调方法与DHA的吸收有关系。很多鱼类无论煎、煮、烤、干制或生吃，鱼肉中的DHA含量都不会发生变化，都可以被人体吸收，只是油炸的鱼肉DHA的比例会降低。因此，为了更有效地利用鱼肉中的DHA,烹调时应尽量少用油炸。

除腥靠调料 狗 肉

狗肉腥味较重，将狗肉用白酒、姜片反复揉搓，再将白酒用水稀释浸泡狗肉1~2小时，清水冲洗，入热油锅微炸后再行烹调，可有效降低狗肉的腥味。

连骨砂锅炖 乌 鸡

乌鸡连骨（砸碎）熬汤滋补效果最佳。炖煮时最好不用高压锅，使用砂锅文火慢炖最好。

食盐帮忙 鸭汤鲜美

鸭肉中含氮浸出物比畜肉多，所以鸭肉味美。烹调时，加入少量盐，能有效地溶出含氮浸出物，会获得更鲜美的鸭肉汤。

离火再放糖 煮牛奶

牛奶中的赖氨酸与糖同煮，在高温作用下会产生梅拉德反应，生成一种有毒物质——果糖基氨酸，这种物质不会被人体消化吸收，使对人体特别是对健脑有益的赖氨酸遭到破坏，尤其对儿童发育更为不利。

螃蟹未熟透 不要吃

　　醉蟹或腌蟹等未熟透的蟹不宜食用，应蒸熟煮透后再吃。

螺肉煮透 防感染

　　螺肉里面有种病菌和寄生虫，吃的时候煮熟煮透，才不会影响人体的健康。

鱿鱼不熟 伤肠道

　　鱿鱼应煮熟透后再食，因鲜鱿鱼中有一种多肽成分，若未煮透就食用，会导致肠运动失调。

石花菜久煮 会溶化

　　石花菜食用前可在开水中焯过，但不可久煮，否则石花菜会溶化掉。

粳米做饭 要蒸不要捞

　　用粳米做米饭时一定要"蒸"而不要"捞"，因为"捞饭"会损失掉大量维生素。

掌握好火候　煮绿豆

　　未煮烂的绿豆腥味强烈，食后易恶心、呕吐。绿豆也不宜煮得过烂，以免使有机酸和维生素遭到破坏，降低清热解毒功效。

识别假沸　加热豆浆

　　不要饮未煮熟的豆浆，饮未煮熟的豆浆会发生恶心、呕吐等中毒症状。豆浆煮沸后要再煮几分钟，当豆浆加热到80℃左右时皂毒素受热膨胀，会形成假沸产生泡沫上浮，只有加热到90℃以上才能破坏皂苷。饮豆浆不要加红糖，须煮熟离火后加白糖。

煮开再饮用　红糖水

　　红糖在贮藏过程中易滋生细菌，因此红糖水应煮开后饮用，不要用开水一冲即饮。

除腥护 VC　柠檬汁

　　柠檬汁含有糖类、维生素 C、维生素 B_1、维生素 B_2、烟酸、钙、磷等营养成分。在烹饪中，柠檬汁能减轻腥味及食物本身的异味，同时它也能减少原料在烹调过程中维生素 C 的损失。

蜂 蜜　应以温水冲

蜂蜜应以温水冲饮，不能用沸水冲，更不宜煎煮。夏秋季节不宜食生蜂蜜。

勾 芡　菜肴九成熟时

勾芡应在菜肴九成熟时进行，过早会使卤汁发焦，过迟菜受热时间长，失去脆嫩的口味。勾芡的菜肴用油不能太多，否则卤汁不易附着在原料上。

放 盐　应在菜肴出锅时

烹调时放盐的最佳时间是菜肴即将出锅时。由于现在的食盐中大多添加了碘或锌、硒等营养元素，烹饪时宜在菜肴即将出锅时加入，以免这些营养成分受热蒸发掉，而且此时盐更容易入味。

黑胡椒煮肉　不宜久

黑胡椒与肉食同煮的时间不宜太长，因黑胡椒含胡椒辣碱、胡椒脂碱、挥发油和脂肪油，烹饪太久会使辣味和香味挥发掉。另外要掌握调味浓度，保持热度，可使香辣味更加浓郁。

第五章

食物加工宜忌

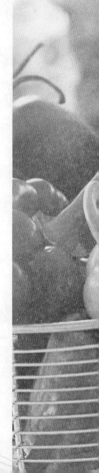

食物加工宜忌

蔬果→生吃要洗净
胡萝卜→先洗后切
土豆→水洗去淀粉
仙人掌→焯水去苦味
豆角→先要摘豆筋
蘑菇→浸泡不宜长
海参→冲洗去残留
海带→浸泡要换水

食物加工宜忌

蔬果　生吃要洗净

很多蔬菜、水果都可以生吃，因可能有农药化肥的残留，所以生吃前一定要洗净。

胡萝卜　先洗后切

胡萝卜不宜切碎后水洗或长时间浸泡于水中，否则营养成分将大量流失。

土豆　水漂去淀粉

人们经常把切好的土豆片、土豆丝放入水中，去掉过多的淀粉以便烹调。但注意不要泡得太久而致使营养流失。

土豆切开后容易氧化变黑，属正常现象，不会造成危害。

芋头　剥洗戴手套

芋头的黏液中含有一种复杂的化合物，遇热能被分解。这种物质对皮肤有较强的刺激作用，所以剥洗芋头时最好戴上手套。如果皮肤沾上黏液后发痒，在火上烤一烤可以缓解。

加工戴手套　　　魔 芋

　　魔芋中的黏液对皮肤有较强的刺激作用，所以剥洗、加工魔芋时最好戴上手套。

最好顺丝切　　　白 菜

　　切白菜时宜顺丝切，这样白菜易熟好烹调。

焯水去苦味　　　芦 荟

　　芦荟以凉拌、清炒为佳。但芦荟有苦味，烹调前应水煮 3~5 分钟，即可去掉苦味。

清洗去农药　　　圆白菜

　　圆白菜属于爱"招惹"害虫的蔬菜，在种植过程中通常会大量使用农药。购买时要注意其表面农药残留是否超标，清洗圆白菜是非常重要的环节。

焯水除草酸　　　竹 笋

　　竹笋食用前应先用开水焯过，然后用清水漂洗 1~2 次，尽可能去除笋中的草酸。

盐腌保本味　　　香 椿

　　用香椿嫩芽腌咸菜除了放盐以外，最好不加任何其他调料，可以最大限度保留香椿特有的香味。

蕨 菜　焯洗祛腥味

　　蕨菜虽可鲜食，但较难保鲜，所以市场上常见其腌制品或干品。鲜品或干品食用前应先在沸水中浸烫一下后过凉，以清除其表面的黏质和土腥味。

仙人掌　焯水去苦味

　　菜用仙人掌有些苦味，所以加工前要将皮、刺削去，并用淡盐水浸泡 15~20 分钟，或用水焯过后，再用清水漂一下，就可以去掉苦味。

四棱豆　焯水口感好

　　烹饪四棱豆需要用水焯透，然后用淡盐水浸泡一会儿再烹饪，口感会更好。

秋 葵　焯水除涩味

　　秋葵在凉拌和炒食之前必须在沸水中烫三五分钟以去涩。

豆 角　先要摘豆筋

　　豆角烹调前应将豆筋摘除，否则既影响口感，又不易消化。

水浸泡　菜花

　　菜花虽然营养丰富，但常有残留的农药，还容易生菜虫。所以在吃之前，可将菜花放在盐水里浸泡几分钟，菜虫就跑出来了，还可去除残留农药。

浸泡不宜长　蘑菇

　　蘑菇无论鲜品还是干品都不宜浸泡时间过长，以免营养成分大量损失。

多清洗　袋装蘑菇

　　市场上有泡在液体中的袋装蘑菇，食用前一定要多漂洗几遍，以去掉浸泡液中的化学物质。最好吃鲜蘑。

宜用温水泡　木耳

　　干木耳烹调前宜用温水泡发，泡发后仍然紧缩在一起的部分不宜吃。

先冲再浸泡　肝脏

　　肝脏是动物体内最大的毒物中转站和解毒器官，所以买回的新鲜肝脏不要急于烹调。应把肝脏放在自来水龙头下冲洗10分钟，然后放在水中浸泡30分钟。

银 耳　宜用开水泡

银耳宜用开水泡发，泡发后应去掉未发开的部分，特别是那些呈淡黄色的东西。

竹 荪　以淡盐水泡

竹荪干品烹制前应先用淡盐水泡发，并剪去菌盖头（封闭的一端），否则会有怪味。

草 莓　淡盐水浸泡杀菌

草莓表面粗糙，不易洗净，用淡盐水或高锰酸钾水浸泡10分钟既可以杀菌又较易洗净。

鲤 鱼　除白筋去腥味

鲤鱼鱼背两侧各有一条同细线一样的白筋，去掉它们可以除腥味。

鲇 鱼　焯水去黏液

鲇鱼体表黏液丰富，宰杀后放入沸水中焯一下，再用清水洗净，即可去掉黏液。

第六章
食物贮存宜忌

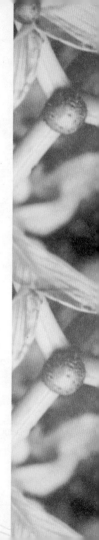

食物贮存宜忌

茄子→不宜洗后存放

黄瓜与番茄→不可一起存放

绿叶菜→不宜在冰箱久存

香菇贮存→宜避光

香蕉→不宜放冰箱

松花蛋→不宜放冰箱

牛奶→忌用塑料容器贮存

红薯→存放宜避光

食物贮存宜忌

茄 子　不宜洗后存放

　　茄子的表皮外有一层很薄的蜡质层，这个蜡质层具有防止空气中的微生物侵蚀茄子肉质的作用。洗后的茄子由于表皮的蜡质层被破坏，空气中的大量微生物通过破损的"缺口"侵入茄子内部，因此，被侵蚀的地方很快就会"生锈"，并且局部发褐、发黄、变软。

黄瓜与番茄　不可一起存放

　　将黄瓜与番茄一起存放，黄瓜很快就会生斑变质，这是因为番茄在存放过程中会释放一种气体乙烯，加速黄瓜的成熟过程。

绿叶菜　不宜在冰箱久存

　　这是因为绿叶菜中含有较多的硝酸盐，虽然硝酸盐本身没有毒，但贮藏一段时间后，由于酶和细菌的作用，硝酸盐会还原成亚硝酸盐。亚硝酸盐是一种有毒的物质，是导致胃癌的重要因素之一。所以绿叶菜最好不要在冰箱久存。

不可一起存放 土豆与红薯

土豆和红薯不能存放在一起，否则不是红薯僵心，就是土豆发芽不能食用，这主要是由于二者的最佳贮存温度差异造成的。

怕乙烯 生菜贮藏

生菜对乙烯极为敏感，贮藏时应远离苹果、梨，以免诱发赤褐斑点。

不宜再存放 冷冻过的蔬菜

冷冻过的蔬菜应马上吃掉，而不宜再存放，尤其是在夏天。一则绿叶蔬菜很快会变黄，二则维生素 C 容易被破坏。蔬菜放在 20℃ 的温度下比放在 6~8℃ 温度下的维生素 C 的分解损失要多 2 倍。

宜避光 香菇贮存

光线中的红外线会使香菇升温，紫外线则会引发光化作用，从而加速香菇变质。因此，必须避免在强光下贮存香菇，同时也要避免用透光材料包装。

不宜放冰箱 鲜荔枝

将鲜荔枝在 0℃ 的环境中放置一天，即会使表皮变黑、果肉变味。

发好的银耳　忌冷冻

发好的银耳一次未用完，忌放在冰箱中冷冻。否则，解冻时易使银耳碎不成形，并造成营养成分大量流失。可用冷水泡上放在冷藏室冷藏或放在凉爽的地方，注意常换水。也可滤去水分，使之风干再存放。

香蕉与梨　不可一起存放

将香蕉与梨存放在一起，第二天香蕉就会变软，并出现腐烂的斑点。原因在于梨在存放过程中会释放出香蕉极其敏感的气体乙烯，乙烯会加速香蕉的成熟过程，使其快速变质。

香　蕉　不宜放冰箱

香蕉不宜在冰箱内存放，通常在12~13℃即能保鲜，温度太低，反而会使它"感冒"。香蕉容易因碰撞挤压受冻而发黑，而香蕉发黑后在室温下很容易滋生细菌，最好不要食用。

哈密瓜　受伤难贮藏

搬动哈密瓜应轻拿轻放，不要碰伤瓜皮。受伤后的瓜很容易变质腐烂，不能贮藏。

贮存忌超过半年　生鲜肉

营养丰富的生鲜肉，微生物生长繁殖得很快，因此需要冷冻保存，贮存温度一般以 -10~-18℃ 为宜。然而，即使冷冻在冰箱中，这些肉品也会发生一些缓慢的变化，使品质变劣，呈现所谓的"橡皮肉"。所以，生鲜肉的贮藏时间也是有限度的，一般不应超过半年。

解冻后不宜再存放　肉 类

鸡鸭鱼肉在冷冻的时候，由于水分结晶的作用，其组织细胞已经受到破坏，一旦解冻，被破坏的组织细胞中会渗出大量的蛋白质，形成细菌繁殖的温床。因此，肉类解冻后不宜再存放。据观察，冷冻一天后化解的鱼在 30℃ 的温度下腐败的速度比未经冷冻的新鲜鱼要快 1 倍。

忌低温贮存　火 腿

如将火腿放入冰箱低温贮存，其中的水分就会结冰，同时脂肪析出，腿肉结块或松散，最后导致肉质变味，腐败变质。

忌冰冻保存　牛 奶

牛奶解冻后，奶中的蛋白质易沉淀、凝固而变质。

牛 奶　**贮存宜避光**

　　不要让牛奶曝晒阳光或照射灯光，日光、灯光均会破坏牛奶中的多种维生素，同时也会使其丧失芳香。

牛 奶　**忌用塑料容器贮存**

　　塑料容器存放牛奶，不仅会破坏牛奶的营养成分，降低牛奶的营养价值，还会产生一定的异味。

牛 奶　**忌存入保温瓶**

　　将牛奶放入保温瓶中，犹如放在细菌培养皿中。细菌在牛奶中大约每20分钟繁殖一次，三四个小时后整个保温瓶中的牛奶就会变质。

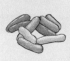

腌腊制品　**贮存宜避光**

　　这是因为日光中的红外线会使腌制食品（如火腿、香肠、腊肉）脱水、干燥，质地变硬。同时，还会引起变色、变味，降低食品的营养价值。此外，日光中的紫外线也会使腌腊制品氧化酸败，产生异味。因此，腌腊制品应保存在阴凉干燥的地方。

忌光照、忌与空气接触 　奶 油

　　奶油属于乳脂肪的加工制品，其中所含的乳脂肪高达80%，其余多为糖分。脂肪受到光线照射很容易发生酸败，而与空气相接触则易被氧化而变质。因此，奶油存放既忌光照，又忌与空气接触。

不宜在冰箱中存放太久 　鱼

　　家用冰箱的冷冻温度一般为$-15℃$，最佳冰箱也只能达到$-20℃$，而水产品尤其是鱼类在贮存温度未达到$-30℃$以下时，鱼体组织会发生脱水或其他变化，比如鲫鱼，长时间冷藏极容易出现鱼体酸败，肉质发生变化。因此，冰箱中的鱼存放时间不宜过久。

忌用卤缸或卤坛子 　盛 米

　　用卤缸或卤坛子盛米，很容易吸收这些容器上残留的腌肉、腌蛋的异味。用这样的米做出的米饭既不好吃，营养也受到一定的破坏。

忌存保温瓶内 　豆 浆

　　把豆浆装在保温瓶内，会使瓶内的细菌在温度适宜的条件下将豆浆作为养料而大量繁殖，这样豆浆会酸败变质。

面粉　　忌用铝器存

面粉的主要成分是淀粉和蛋白质，淀粉是碳水化合物，发酵后易产生有机酸。用铝制品存放面粉，面粉会吸收空气中的水分，铝制品在有机酸、水分的侵蚀下，表层的保护膜氧化铝会被破坏从而腐蚀生锈。

方便面　　不宜久放

方便面为油炸食品，含有丰富的油脂，存放时间一长，其中的油脂与空气长时间接触，就容易氧化酸败，从而产生过氧化脂质。过氧化脂质为一种有毒物质，食用后不但能引起中毒，而且还能使人早衰，并诱发癌症。过氧化脂质在加热烹调中不会被破坏，其他方法也很难将其除去。因此方便面最好现购现食，不宜久放。

红薯　　存放怕潮湿

潮湿会使红薯表皮呈现褐色或黑色斑点，同时薯心变硬发苦，最终导致腐烂。受到黑斑侵蚀的红薯，不但营养成分损失殆尽，而且食后易出现胃部不适、恶心呕吐、腹痛腹泻等症状，严重时还会引发高热、头痛、气喘、呕血、神志不清、抽搐昏迷，甚至死亡。

存放宜避光　红薯

　　红薯放置在阳光下，大量的营养素会流失，同时会因晒干、风干而变得难以食用。

　　正确贮存红薯的方法，应是将红薯存放在地势高、通风好、不潮湿的地窖内。保存时间一般以一冬为宜，到了春季由于气候变化大，不宜再保存。

不宜贮存　碰伤、水淹的红薯

　　受过镐伤、碰破皮或被水淹过的红薯不宜存放，这类红薯极易流失营养、腐烂变质。

怕受潮　味精

　　味精容易吸收空气中的水分而受潮、结块，最终导致变味、变质。所以，存放味精最好使用有盖的容器，并放在干燥通风处。

存放宜防潮　黑胡椒

　　黑胡椒一般是将果穗直接晒干或烘干制成的，在贮存过程中要求充分干燥，以防止表面发霉，影响质量。一般黑胡椒的水分含量不宜超过12%。

蜂 蜜　忌金属器皿

　　蜂蜜呈弱酸性，不能盛放在金属器皿中，以免增加蜂蜜中重金属的含量，最好用瓷罐、玻璃瓶等盛装，并密封冷藏。瓶装蜂蜜的保质期一般为 2 年左右。

　　蜂乳应在冰箱中冷冻保存。

食 醋　忌用铁器存

　　醋是酸性物质，铁与醋结合会发生化学反应，生成有害物质，破坏食醋的营养成分。人体摄入了这种变质的醋，会引起恶心呕吐、腹痛腹泻。因此，贮存食醋最好选用玻璃、陶瓷类器皿。

巧克力　不宜冷存

　　经过冰箱冷存的巧克力一旦放置在室温条件下，即会在其表面结出一层"白霜"，之后极易发霉变质，失去原味。

启封的汽水　不宜隔夜存放

　　启封的汽水隔夜后不仅失去了汽水原有的风味，而且极易被细菌污染。以大肠杆菌为例，条件适宜时这种细菌每 20 分钟就会繁殖一代。所以饮用隔夜的汽水不仅对身体无益，反而极易损害健康。

忌敞口存放　食盐

食盐最好放置在有盖的容器内。食盐忌潮湿，又忌过分干燥。如暴露在潮湿空气中，食盐容易潮解并溶化；在过于干燥的空气中则会因内部水分的蒸发而干缩、结块。此外，由于食用碘盐所含的碘酸钾易于分解，敞口放置会加速碘的分离流失。

忌用金属容器存　食盐

盐的化学成分为氯化钠，若选用铁、铜等金属容器存放，易发生化学反应，使金属容器被腐蚀，盐的质量受影响。因此，盛放食盐不宜选用金属容器。

不宜一起存放　茶叶与食糖、糖果

茶叶易吸潮，而食糖、糖果恰恰富含水分。这两类物品存放在一起，会使茶叶因受潮而发霉或变味。

不宜久存　啤酒

一般市售的啤酒保存期为 2 个月，优质的可保存 4 个月，散装的为 3 天左右。久贮的啤酒中多酸性物质，极易与蛋白质化合或氧化聚合而浑浊，饮后极易引起腹泻、中毒。

啤 酒　忌用保温瓶装

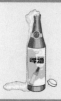

保温瓶常有一层水垢，水垢中含有镉、铅、铁、砷、汞等化学物质，而啤酒为酸性饮料，容易将水垢中的上述物质溶出，饮用后会对人体产生危害。

糯米酒　不宜久存

糯米酒不易久存，开瓶后最好3天内用完，冬季要注意保温，夏天在酒中加少许水煮沸，可延长贮存时间。

葡萄酒　避光忌倒置

葡萄酒保存的最佳温度是13℃，湿度在60%~70%之间最合适。应注意避光、防止震动，更不要经常搬动。酒瓶摆放时要横放，或者瓶口向上倾斜15°，不宜倒置。

饭 菜　忌用铝制餐具久存

铝在人体内积累过多，会引起动脉硬化、骨质疏松、痴呆等病症。因此，应注意不要用饭铲刮铝锅，同时不宜用铝锅久存饭菜和长期盛放含盐食物。

忌用废旧报纸包装 食 品

旧报纸上的油墨字含有多氯联苯，是一种毒性很大的物质，不能被水解，也不能被氧化，一旦进入人体，极易被脂肪、脑、肝吸收并贮存起来，很难排出体外。如果人体内贮存的多氯联苯达到0.5~2克，就会引起中毒，轻者眼皮发肿、手掌出汗，重者恶心呕吐、肝功能异常，甚至死亡。

油脂有蜡味 塑料制品（聚乙烯）＋油脂

生活中常用的塑料有聚乙烯、聚丙烯、聚苯乙烯、聚氯乙烯、尿醛和酚醛塑料等，有的毒性较低，有的本身无毒，有的在包装盛放食品时有一定的禁忌。

聚乙烯塑料本身毒性低，加之化学稳定性高，在食品卫生学上属于最安全的塑料。但聚乙烯塑料中也有一些低分子量聚乙烯易溶于油脂，用低密度聚乙烯制成的容器盛放油脂，会使油脂有蜡味。

肿瘤 塑料制品（聚氯乙烯）＋酒

聚氯乙烯中的氯乙烯单体能够溶入食物中，如果用聚氯乙烯制品盛放酒，酒中的氯乙烯单体含量可达10~20毫克/千克。氯乙烯有致癌作用，可引起肝脏血管肉瘤。氯乙烯在肝脏中的代谢产物可引起细胞突变，导致肿瘤。

塑料制品（酚醛）+酸性溶液　损坏肝细胞

酚醛塑料在制造过程中如果化学反应不完全，会有大量的游离甲醛存在。此种酚醛塑料遇到酸性溶液（比如醋）就可能分解释放出甲醛和酚。甲醛会导致肝脏出现灶性肝细胞坏死和淋巴细胞浸润。

搪瓷、白釉器皿+碱性溶液　慢性锡中毒

搪瓷、白釉器皿的主要制作原料是二氧化锡，二氧化锡的耐酸性强，但易溶于碱性溶液，生成锡酸盐。锡酸盐水解易释放出锡离子，容易被人体吸收。锡能蓄积于人体中，过量会导致人体慢性中毒，缩短人的寿命。

彩釉瓷器+酸性食物　慢性铅中毒

陶瓷器皿的彩釉大多是以铅化物作为原料，如果酸性食物长时间与彩釉器皿接触，可溶解释放出其中的铅，污染食物。长期食用这样的食物会引起慢性铅中毒，表现为厌食、乏力、贫血、恶心呕吐、腹痛、腹胀，甚至失眠、头晕、头痛、黄疸、肝大等。儿童对铅特别敏感，要特别留心。

小白菜　连根贮藏久

小白菜包裹后冷藏只能维持2~3天，如连根一起贮藏，可稍延长1~2天。

温度宜有别 蔬菜存放

不同的蔬菜对于存放温度有着不同的要求。存放蔬菜应该根据不同蔬菜的特性，选择适合各自的条件。例如黄瓜、苦瓜、豇豆、南瓜等蔬菜喜温，适宜存放在10℃左右的温度中，不能低于8℃；绝大部分绿叶菜喜凉，适宜存放在0~2℃的温度中，不能低于0℃。

宜竖放 蔬菜贮存

从营养价值看，垂直放的蔬菜所保存的叶绿素含量比水平放的蔬菜要多，且经过时间越长，差异越大。叶绿素中造血的成分对人体有很高的营养价值，因此蔬菜购买回来应将其竖放。

低温避光存 芦笋

芦笋应低温避光保存，且不宜存放1周以上。

阴凉低温存 韭菜

优质韭菜大都叶片肥厚，叶色青绿，新鲜柔嫩，无病虫害，无抽薹，干爽整洁。韭菜易腐烂，不耐贮存，忌风吹、日晒、雨淋，可摊开放置于阴凉湿润处，或在3~4℃的低温下短贮。

雪里蕻　坛装密封存

　　腌雪里蕻以色正味纯、株棵完整、鲜嫩、咸淡适口、无异味者为佳。腌雪里蕻应坛装，密封，置阴凉处贮存，可保存1年以上。

竹笋　连壳保鲜香

　　鲜笋存放时不要剥壳，否则会失去清香味，水分也更易流失。

香椿　防水阴凉存

　　香椿以色正、鲜嫩、香味浓郁、无腐烂者为佳品。香椿应防水、忌晒，置阴凉通风处，可短贮1~2天。

香菇　宜单独贮存

　　香菇具有极强的吸附性，因此，香菇不宜与其他挥发性物质一起存放，也不宜放在有气味或吸附有异味的容器内。

土豆　用塑料袋包装可保鲜

　　将土豆装入塑料袋，袋口内放10厘米的潮黑土，可使土豆不干巴、新鲜无辣味。

低温避冰存　秋　葵

秋葵在较高的温度下由于呼吸作用非常迅速，会使组织快速老化、黄化及腐败。最好贮存于7~10℃的环境中，约有10天的贮存期。不可将碎冰直接撒在果实上面，否则会产生水伤斑点。买来秋葵后要防止擦伤，否则擦伤后数小时即会变黑。

宜竖放保存　鸡　蛋

鲜鸡蛋存放一段时间后，蛋黄容易粘壳或散黄。这是因为放的时间长了，蛋黄中的黏液素会在蛋白酶的作用下慢慢变稀，失去固定蛋黄的作用。如果把鸡蛋大头朝上竖放，鸡蛋上部会出现一个气室，里面的空气会使得蛋黄无法接近蛋壳。因此，鲜鸡蛋宜竖放保存。

宜先去除鱼鳃与内脏　冻鱼前

将鲜鱼冻进冰箱前，一定要把鱼鳃和鱼内脏去除，同时洗净并装袋。这是因为鱼鳃极易沾染外界的细菌，内脏也留有很多污物，鱼死后这些部位的细菌会迅速繁殖，逐渐遍及全身，加速鱼体的腐烂变质。同时，鱼的胆囊也极易因冷冻而破裂，从而导致肉质发苦。所以冷冻鲜鱼前一定要去鳃、去内脏。

蛋糕中放苹果　可保鲜

　　将蛋糕与一片苹果同放在不透气的容器内，可使蛋糕保鲜数天。

大米加海带　可防蛀

　　将干海带与大米按 1：100 的比例混装，可使大米干燥、不霉变。每周应取出海带一次晒去潮气。

猪油中加入花椒　可保鲜

　　在刚炼好的猪油中加入少许花椒，搅拌并密封，可使猪油长时间不变味。

豆　蔻　密封须防潮

　　豆蔻宜散装或密封袋装，注意防潮。由于是气味强烈的辛香料，保存时应避免与其他香料混放，以免损及风味。

新　茶　饮前宜稍存

　　存放不到 1 个月的新茶，含未经氧化的多酚类、醛类和醇类较多，极易引起腹胀、腹痛等症，会加重慢性胃炎患者的病情。

不宜在冰箱冷存　　面　包

　　面包变陈的速度跟存放的温度有关，温度越低，变陈得越快。因此，面包放在冰箱里比放在室温中变陈得更快。

不宜一起存放　　面包与饼干

　　面包含水分较多，饼干则一般干而脆。两者如果存放在一起，面包很快会变硬，饼干也会因受潮而失去酥脆感。

忌久存　　白　糖

　　白糖长时间贮存，不仅容易因环境影响受潮或结块，还极易受到肉眼看不见的螨虫的污染。人食用了螨虫污染的白糖，容易引起腹痛、腹泻，还可能引发泌尿系统感染等病症。

忌用透明玻璃瓶贮存　　食用油

　　由于光线透过透明玻璃瓶易使油脂氧化，因此贮存在透明玻璃瓶里的食用油容易变质。经证实，透明玻璃瓶贮存食油30天后营养价值即开始降低，而用绿色或棕色瓶子贮存，两个月后油质仍无变化，因此，宜用有色玻璃瓶贮存食用油。

橄榄油　　忌光照久存

橄榄油保存时忌与空气接触，忌高温和光照，且不宜久存。橄榄油最好装入密封玻璃瓶中，置于阴凉干燥处保存，可保存 6 个月左右。

鸡 蛋　　不宜水洗后存放

鸡蛋表面布满了肉眼看不见的小孔，这些小孔被一层胶状物封着，可保护鸡蛋免受细菌入侵，同时也使得蛋内的水分不易蒸发。用水清洗鸡蛋，会使蛋壳上的胶状物溶解在水中，蛋壳小孔全部暴露，细菌由此得以乘虚而入。

鸡 蛋　　忌与挥发性物质同贮存

挥发性物质如葱、姜、辣椒等的强烈气味会通过蛋壳上的气孔渗入鸡蛋中，加速鸡蛋变质。

松花蛋　　不宜放冰箱

松花蛋不宜存放在冰箱内。松花蛋用碱性物质浸制，蛋内饱含水分，在冰箱内贮存会逐渐结冰，改变松花蛋原有风味。低温还会影响松花蛋的色泽，使其变成黄色。

第七章

持殊人群饮食宜忌

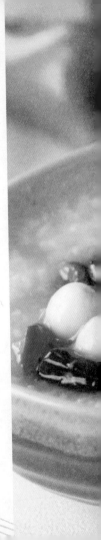

高血压患者饮食宜忌

适宜饮食

芹 菜　降压是首选

　　芹菜是治疗高血压及其并发症的首选品，对于血管硬化、神经衰弱患者亦有辅助治疗作用。芹菜有降血压作用，故血压偏低者慎食。

　　另外，芹菜汁还有降血糖作用。经常吃些芹菜，可以中和尿酸及体内的酸性物质，对防治痛风有较好效果。

金 橘　双向调血压

　　金橘对防止血管破裂，减少毛细血管脆性和通透性，减缓血管硬化有良好的作用，并能对血压产生双向调节。高血压、血管硬化及冠心病患者食之非常有益。

醋　降压良药

　　醋可有效软化血管、降低胆固醇，是高血压等心血管病人的一剂良方。 高血压病人适量食用有益。

降压降胆固醇　　香　菇

　　香菇具有高蛋白、低脂肪、多糖、多氨基酸和多种维生素的营养特点。香菇能起到降低胆固醇、降血压的作用。香菇降压没有副作用。

含高钾低钠　　柚　子

　　高血压患者常利用药物来排出体内多余的钠，柚子正好含有这些患者必需的天然矿物质——钾，却几乎不含钠，因此是心脑血管病及肾脏病患者最佳的食疗水果。

预防高血压　　香　蕉

　　香蕉含有丰富的钾元素，不但能够润肠通便，还可以预防高血压和中风，起到降低血压、保护血管的作用。

　　但是香蕉含有一定量的钠盐，肾功能不好的人和高血压患者需限制食用，不可吃得过多，且不可空腹食用。

可治高血压　　鹌　鹑

　　常食鹌鹑肉可辅助治疗浮肿、肥胖型高血压、糖尿病、贫血、胃病、肝大、肝硬化、腹水等多种疾病。鹌鹑蛋含有能降血压的芦丁等物质，是心血管病患者的理想滋补品。

佛手瓜　利尿排钠

佛手瓜中蛋白质、锌和钙的含量是□瓜的 2~3 倍，维生素和矿物质含量也高□其他瓜类，且热量很低，又是低钠食品□是心脏病、高血压患者的保健蔬菜。经□吃佛手瓜可利尿排钠，有扩张血管、降□之功能。

裙带菜　如降压药

裙带菜含有的昆布氨酸的降压效果不亚于降压药物，可预防高血压、脑溢血。

裙带菜所含的岩藻多糖是海藻类植□独特的黏液成分，是陆地蔬菜所没有的□它具有阻止红细胞凝集反应的作用，可阻止血栓和因血液黏性增大而引起的血压上升，对高血压患者十分有益。

西　瓜　堪称好医生

在降低血压和治疗肾炎方面，西瓜可算是水果之中的好医生。它含有能使血压降低的物质；它所含的糖和盐能利尿并消除肾脏炎症，蛋白酶能把不溶性蛋白质转化为可溶的蛋白质，增加肾炎病人的营养。

禁忌饮食

食用应谨慎　人　参

　　人参性温，味甘苦，有温补强壮的作用，且容易助热上火。一般来说，高血压患者没有气虚体弱的话，最好不要食用。尤其当高血压患者出现血压升高、头昏脑涨、性情急躁或面红耳赤的情况时，切勿食之。

　　近年来的研究还表明，人参中的蛋白质因子能抑制脂肪分解，加重血管壁脂质沉积，故高血压患者应慎食之。

使血压升高　味　精

　　高血压患者如果食用味精过多，会使血压更高。所以，高血压患者不但要限制食盐的摄入量，还要严格控制味精的摄入量。

不利高血压防治　脂　肪

　　脂肪摄入过多，可引起高血压病和肥胖症，高血压病是冠心病的主要患病因素之一。摄入过多的脂肪尤其是动物脂肪对高血压病防治不利。

辣椒　辛辣应慎食

辣椒是大辛大热之品，阴虚火旺、高血压、肺结核患者应慎食。

腐乳　增病情

豆腐乳含盐和嘌呤量普遍较高，高血压、心血管病、痛风、肾病、消化道溃疡患者宜少吃或不吃，以免加重病情。

钠盐　升高血压

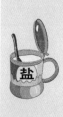

高血压病的发生、发展与膳食中钠盐的摄入量密切相关，钠盐摄入过多可使血压增高，且血压增高的程度与摄盐量成正比。高血压、血管硬化、糖尿病、呼吸道疾病患者尤其应少吃食盐、咸菜，以限制钠盐的摄入量。虽然饮食应以清淡为宜，但是也绝不能因此不吃盐或摄入量过低，每天盐的摄入量在 4~5 克为宜。

冷饮　刺激升血压

高血压患者忌吃冷饮食品，因为冷饮食品进入胃肠后，会突然刺激胃，使血管收缩，导致血压升高。

血脂异常患者饮食宜忌

适宜饮食

降脂促食欲 韭 菜

韭菜含有挥发性精油及含硫化合物，具有促进食欲和降低血脂的作用，对高脂血症、冠心病、高血压等有一定疗效。含硫化合物还具有一定杀菌消炎的作用。

降脂防血栓 青 蒜

近来的研究发现，大蒜含许多有益心血管健康的物质，可降低坏的胆固醇，具有明显的降血脂及预防冠心病和动脉硬化的作用，并可防止血栓的形成。

低钠用处大 芸 豆

芸豆是一种难得的高钾、高镁、低钠食品，每百克含钾 1520 毫克，镁 193.5 毫克，钠仅为 0.8 毫克，这个特点在营养治疗上大有用武之地。芸豆尤其适合心脏病、动脉硬化、高脂血症、低钾血症和忌盐患者食用。

黄 豆　　明显降血脂

黄豆中的大豆蛋白质和豆固醇能明显地改善和降低血脂和胆固醇，从而降低心血管疾病的概率。

大豆蛋白可以显著降低血浆胆固醇、三酰甘油和低密度脂蛋白，同时不影响血浆高密度脂蛋白。所以大豆蛋白恰到好处地起到了降低胆固醇的作用，保护了血管细胞，有助于预防心血管疾病。

鲜豆浆　　权威推荐

鲜豆浆被我国营养学家推荐为防治高脂血症、高血压、动脉硬化等疾病的理想食品。

杏 仁　　降低发病率

杏仁含有丰富的黄酮类和多酚类成分，能够降低人体内胆固醇的含量，还能显著降低心脏病和很多慢性病的发病危险。

葡萄酒　　纠酸

葡萄酒是唯一的碱性酒精性饮品，可以中和现代人每天吃下的大鱼大肉以及米面类酸性食物，降低血中的坏胆固醇，促进消化，可少量饮用。

降脂又降压　山　楂

研究表明，山楂的许多成分具有强心、扩张血管、增强冠脉流量及持久的降压作用，有改善循环和促进胆固醇排泄而降低血脂的作用，其所含脂肪酶亦能促进脂肪的消化。山楂是"三高"患者理想的食物。

山楂具有降血脂的作用，血脂过低的人多食山楂会影响健康。

降脂护肝脏　阳　桃

阳桃能减少机体对脂肪的吸收，有降低血脂、胆固醇的作用，对高血压、动脉硬化等心血管疾病有预防作用。同时还可保护肝脏，降低血糖。

降血脂　鲑　鱼

鲑鱼中含有丰富的不饱和脂肪酸，能有效降低血脂，防治心血管疾病。

降脂效果好　海　带

海带含有大量的不饱和脂肪酸和膳食纤维，能清除附着在血管壁上的胆固醇，调顺肠胃，促进胆固醇的排泄；所含的丰富钙元素可降低人体对胆固醇的吸收，降低血压。这三种物质协同作用，其降血脂效果更好。

苹果　男性要多吃

　　苹果不含胆固醇,是心血管的保护神,心脏病患者的健康水果。苹果有很好的降胆固醇的作用,男性吃苹果的数量应多于女性,因为苹果降胆固醇的作用对男性来说不如女性明显。男性更应注意保护心血管,每天宜多吃1~2个苹果。此外,苹果还能降血压、减肥、保持血糖稳定。

葡萄　胜阿司匹林

　　法国科学家研究发现,葡萄能比阿司匹林更好地阻止血栓形成,并且能降低人体血清胆固醇水平,减少血小板的凝聚,对预防心脑血管病有一定作用。试验表明,每天喝一杯紫葡萄汁,能使血小板黏度下降40%左右。

柑橘　可降胆固醇

　　美国佛罗里达大学研究人员证实,柑橘类水果富含维生素C及其他重要的营养素,食用柑橘可以降低沉积在动脉血管中的胆固醇含量,有助于动脉粥样硬化发生逆转,并且在降低慢性疾病的发生率上起到重要的作用。

降脂疗效长　　石 榴

石榴汁是有效的抗氧化果汁，在抵抗心血管疾病方面效果非同寻常。以色列研究人员证实，如果每天饮用 2~3 盎司（1 盎司 ≈ 28.3495 克）石榴汁，连续饮用 2 周，可将氧化过程减缓 40%，并可减少已沉积的氧化胆固醇。即使停止饮用，这种奇特的效果仍能持续 1 个月。

抑醇促排泄　　贝 类

最近的研究发现，蛤蜊肉以及贝类软体动物中含一种具有降低血清胆固醇作用的 δ 7- 胆固醇和 24- 亚甲基胆固醇，它们兼有抑制胆固醇在肝脏合成和加速排泄胆固醇的独特作用，从而使体内胆固醇下降。它们的功效比常用的降胆固醇药物谷固醇更强。

时尚健康　　燕 麦

燕麦中含有的抗氧化剂可以通过抑制黏性分子来有效减少血液中的胆固醇，从而改善血液循环。据科研机构研究证实，只要每日食用 50 克燕麦片，就可有效降低血液中的胆固醇和三酰甘油。

禁忌饮食

花 生 ▶ 升血脂致病

　　花生含有大量脂肪，高脂血症患者食用花生后，会使血液中的脂质水平升高，而血脂升高往往又是动脉硬化、高血压、冠心病等疾病的重要致病原因之一。

肉 类 ▶ 限制食用量

　　胆固醇偏高的高脂血症患者，应限制胆固醇、饱和脂肪酸含量高的食物。食物胆固醇主要来源于肉类，动物内脏、脑等也属应限食的食物。

脂 肪 ▶ 加重高脂血症

　　高脂血症患者应严格控制饮食，限制吃高脂肪食品，选择胆固醇含量低的食品，因为过多的脂肪进入人体后会加重高脂血症。动物油脂吃得过多易导致血脂升高和肥胖。

鹌鹑蛋 ▶ 胆固醇过高

　　食用含胆固醇过高的食物，会加重心血管病的发展。据营养学家测定，在各种食品中，鹌鹑蛋含胆固醇的比例最高，鹌鹑蛋对于高脂血症患者来说简直就是"毒药"，其胆固醇含量是肉类的10多倍。

引起动脉硬化　　动物肝

高脂血症患者如果吃过多的动物肝，易引起动脉硬化。

限制摄取量　　乳　品

全脂牛奶及奶油制品中含有大量的饱和脂肪酸，饱和脂肪酸能促进人体对食物中的胆固醇的吸收，不利于高脂血症的防治，所以应控制全脂牛奶及奶油制品的摄取量。

亦要忌食　　无鳞鱼

食用乌贼鱼、鳗鱼等无鳞鱼不仅不利于血脂的控制，还会加重病情。所以，高脂血症患者除了忌食肥肉、动物脂肪及内脏外，还要注意忌食无鳞鱼。

导致血脂高　　白　酒

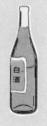

酒精可提供较多的热量，也可刺激脂肪组织释放脂肪酸，使肝脏合成三酰甘油的前体——极低密度脂蛋白增加，从血中清除速度减慢，导致三酰甘油增高。长期大量饮酒，可以影响血脂代谢，同时酒精损害肝脏，导致肝脏处理脂肪的功能下降。除可饮用少量葡萄酒外，高脂血症患者应限酒。

甜 食　加重病情

　　糖可在肝脏中转化为三酰甘油，使血浆中三酰甘油的浓度增高，从而加重高脂血症。高脂血症患者对碳水化合物，特别是对单糖如葡萄糖、果糖和双糖如蔗糖敏感，很容易吸收到肝脏中转变成脂肪，所以高脂血症患者应少吃糖类和甜食，特别是精制甜点等。

油 脂　忌反复加热

　　一般而言绝大部分植物油脂是健康油脂，但大部分植物油中不饱和脂肪酸含量较高，当植物油经过长时间加热时，其不饱和脂肪会因高热的影响，起化学反应变成对人体有害的饱和脂肪，加重高脂血症患者的病情。

香 肠　虽美不宜食

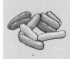

　　为了获得好的口感，香肠中脂肪占了相当比例。为了保持香肠鲜度和延长存放时间，制作中会加入一定比例的防腐剂——亚硝酸钠。亚硝酸钠在人体中能与肉类蛋白中的胺结合，形成一种叫作二甲基亚硝基胺的物质，是一种强致癌物。因此，高脂血症患者不宜食用香肠，常人也不宜过多食用。

高胆固醇者忌　鸡　汤

　　人们习惯用老母鸡炖汤喝，甚至认为鸡汤的营养比鸡肉高。其实，鸡汤所含的营养比鸡肉要少得多，而且高脂血症患者多喝鸡汤，会促使胆固醇进一步升高。胆固醇过高，会在血管内膜沉积，引起动脉硬化、高血压等疾病。

忌食　肥　肉

　　高脂血症患者应限制脂肪（尤其是动物性脂肪）的摄入量，因而切勿食用肥肉，即便是瘦肉也要严格限制摄入量。

增胆固醇　动物血

　　动物血不宜食用过多，以免增加体内的胆固醇。高脂血症、肝病、高血压和冠心病患者应少食。

增加胆固醇　肝　脏

　　动物肝脏中胆固醇含量高，高脂血症患者应尽量少食，以免增加体内的胆固醇含量。

含胆固醇高　蛋　黄

　　对已患高脂血症者，尤其是重度患者，应尽量少吃鸡蛋、鹌鹑蛋，或可采取吃蛋白而不吃蛋黄的方式，因为蛋黄中胆固醇含量很高。

火腿 | 高钠高脂肪

　　火腿含盐量高，属高钠食品，对人体健康不利。另外，高钠饮食还会造成钙的丢失。火腿含丰富的蛋白质和适度的脂肪，但高脂血症患者不宜食用。

动物脑 | 含胆固醇高

　　动物脑含胆固醇较多，故高脂血症、动脉硬化等心脑血管病及肝病患者慎食，最好忌食。

蟹黄 | 含胆固醇高

　　海鲜俗称发物，蛋白质含量高，有的脂肪和胆固醇含量特别高，倘若吃得过多就会增加胃肠负担，诱发各种疾病。螃蟹一直是高脂血症患者慎食的食物，尤以蟹黄的胆固醇含量为高，不可食用。

鱼子 | 增高胆固醇

　　鱼子是胆固醇含量较高的食物之一，高脂血症患者忌食。

咖啡 | 增加血液浓度

　　据研究，每日喝1~4杯咖啡的人比不喝咖啡的人高 5%，喝 9 杯，则高 11%，故血脂异常的患者忌多饮咖啡。

糖尿病患者饮食宜忌

适宜饮食

预防糖尿病　南　瓜

　　南瓜中微量元素钴的含量较高，这是其他任何蔬菜都不可相比的，钴是胰岛细胞合成胰岛素所必需的微量元素，常吃南瓜有助于预防糖尿病。

　　南瓜中含有一定量的糖，过多食用可引起血糖增高，糖尿病患者应慎食，如果食用可把南瓜制成南瓜粉，以便长期少量食用。

健脾调血糖　鳝　鱼

　　鳝鱼所含的"鳝鱼素"能降低血糖和调节血糖，对糖尿病有较好的治疗作用，加之所含脂肪极少，因而是糖尿病患者的理想食品。

　　鳝鱼有健脾利湿、和中开胃、活血通络、温中下气之功效。对脾胃虚弱、水肿、溃疡、气管炎、哮喘、糖尿病有很好的滋补食疗作用。

魔 芋 ▶ 平稳降糖

　　魔芋能平稳地延缓葡萄糖的吸收，有效地降低餐后血糖，从而减轻胰脏的负担，使糖尿病患者的糖代谢处于良性循环，并且不会像某些降糖药物那样使血糖骤然下降而出现低血糖现象。

苦 瓜 ▶ 降糖很明显

　　苦瓜中含有类似胰岛素的物质，有明显的降血糖作用。它能促进糖分解，具有使过剩的糖转化为热量的作用，能改善体内的脂肪平衡，是糖尿病患者理想的食疗食物。

菠 菜 ▶ 保持血糖稳定

　　菠菜叶中含有一种类胰岛素样物质，其作用与胰岛素非常相似，能使血糖保持稳定。糖尿病（尤其是Ⅱ型糖尿病）患者经常吃些菠菜有利于血糖保持稳定。

黄 瓜 ▶ 亦蔬亦果

　　黄瓜有降血糖的作用，对糖尿病患者来说，黄瓜是最好的亦蔬亦果的食物。

药食皆相宜 芦荟

芦荟本身具有类似胰岛素的作用，能调节体内的血糖代谢，是糖尿病患者的理想食物和药物。

治病防早衰 蘑菇

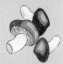

松蘑、鸡枞等蘑菇对降低血糖有明显效果，还有防止人体过早衰老的功效。

减轻病症 番荔枝

番荔枝对血糖影响甚微，糖尿病患者可以食用。糖尿病患者经常食用番荔枝，还可减轻病症。

消炎降血糖 荞麦

荞麦中的某些黄酮成分具有抗菌、消炎、止咳、平喘、祛痰的作用，因此，荞麦有"消炎粮食"的美称。另外这些成分还具有降低血糖的功效，糖尿病患者尤其适宜食用，也适宜于面生暗疮、须疮、斑秃、白癜风及酒糟鼻患者食用。

禁忌饮食

水果多糖　勿多吃

　　水果中含有较多的果糖和葡萄糖，而且能被机体迅速吸收，引起血糖增高。因此，重症糖尿病患者不宜吃过多的水果。为预防低血糖的发生，患者应在医生指导下，于两顿饭之间或运动后食用少量水果，但应注意血糖和尿糖的变化。如果吃水果后尿糖增加，则应减少主食的摄入量，以免出现血糖过高。如果患者平素就喜欢吃水果，并且病情也比较稳定时，可吃少量水果，但须减少主食的摄入量。

糯　米　少吃或不吃

　　糯米制品无论甜咸，其碳水化合物和钠的含量都很高，对于有糖尿病、体重过重或其他慢性病如肾脏病、高脂血症的人要适可而止，尽量少吃或不吃。

糖类食物　切勿食

　　红糖、白糖、冰糖、蜂蜜、巧克力等糖类食物，糖尿病患者均忌食。而含糖饮料也是绝对严禁食用的，如果一定要吃，可选择代糖食品。

不吃主食 弊端大

葡萄糖是体内能量的主要来源，若不吃主食或进食过少，葡萄糖来源缺乏，身体就必然要动用存储的脂肪，脂肪在体内分解生成脂肪酸，并在体内燃烧后释放出能量。由于脂肪酸产生过多，常伴有酮体生成，经肾脏排泄可出现酮尿。因此，无论是正常人或是糖尿病患者，每日主食不能过少，否则容易出现酮尿。

此外，不吃主食也会出现高血糖。

高淀粉食物 少吃

淀粉是一种"好"糖，它是维持生命的最基本的营养物质，人体能量的一半以上是由淀粉提供的。虽然糖尿病患者不宜一味限制含淀粉的食物，但糖尿病患者血液中高出的糖主要是葡萄糖而不是果糖，从这个意义上说，控制淀粉类食物的摄入量对预防糖尿病来说更为重要。

动物油脂 忌多吃

糖尿病人因为新陈代谢的紊乱，往往也影响到血脂的控制。应少吃动物油脂，限制饱和脂肪酸的摄取，并应控制胆固醇的摄取量。

盐　忌多吃

　　人们通常把限制饮食，特别是限制进食含糖高的食品作为重要的防治糖尿病的方法，但是对限制盐的摄入量则很少引起注意。现代医学研究表明，过多的盐具有增强淀粉酶活性，从而促进淀粉消化和促进小肠吸收游离葡萄糖的作用，可引起血糖浓度增高而加重病情。因此，糖尿病患者不宜多吃盐。

冷饮　忌吃

　　患有糖尿病的人不宜吃冷饮，因为冷饮食品如冰激凌、雪糕等含有较多的糖、奶、蛋等，如食用过多，可使血糖骤然升高，不利于稳定病情。

酒　忌饮

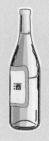

　　酒类是高热量食物，过量的饮酒可导致高脂血症或造成代谢紊乱，使肝脏负担加重。糖尿病患者在饮酒时进食一些含碳水化合物的食物，血糖即可升高，使糖尿病失去控制。常饮酒而不吃食物，可抑制肝糖原的分解，使血中葡萄糖量减少，出现低血糖症状。因此，重症糖尿病合并肝胆疾病者，尤其是正在使用胰岛素和口服降血糖药物的患者，要严禁饮酒。

肥胖症患者饮食宜忌

适宜饮食

瘦身首选　冬　瓜

冬瓜含有多种维生素和人体必需的微量元素，可调节人体的代谢平衡。冬瓜是当之无愧的瘦身魁首，能养胃生津、清降胃火，使人食量减少，促使体内淀粉、糖转化为热能，而不变成脂肪。因此，冬瓜是肥胖者的理想蔬菜。

魔力瘦身　魔　芋

"不想胖，吃魔芋；要想瘦，吃魔芋；要想肠胃好，还是吃魔芋。"魔芋低热能、低蛋白质，含有目前发现的最优良的可溶性膳食纤维，其中主要的有效成分是葡甘露聚糖。葡甘露聚糖可在食物四周形成一种保护层，抑制肠道对胆固醇和胆汁酸的吸收，延长食物在胃里滞留的时间，还能在肠壁上形成保护膜。葡甘露聚糖吸水膨胀，可增大至原体积的 30~100 倍，因而食后有饱腹感，是理想的减肥食品。膳食纤维还能减少肠对脂肪的吸收，是减肥领域最受推崇的食品之一。

黄 瓜　瘦身又美容

　　黄瓜的含水量为 96%~98%，并含有维生素和胡萝卜素以及少量糖类、蛋白质、钙、磷、铁等人体必需的营养素，被视为"减肥美容绝妙佳品"，希望减肥的人要多吃黄瓜。

　　黄瓜中含有一种叫"丙醇二酸"的物质，它有抑制糖分转化为脂肪的作用。此外，多吃黄瓜能加速肠道腐败物质排泄。但千万记住，一定要吃新鲜的黄瓜而不要吃腌黄瓜，因为腌黄瓜含盐反而会引起发胖。

木 瓜　赶走大象腿

　　木瓜有健脾消食的作用。木瓜中的木瓜脂肪酶可将脂肪分解为脂肪酸。木瓜中含有一种酵素，能消化蛋白质，有利于人体对食物进行消化和吸收，因此有健脾消食之功效。吃了太多的肉，脂肪容易堆积在下半身，木瓜里的酵素可帮助分解肉食，减少胃肠的工作量，让肉感的双腿慢慢变得更有骨感。

荞 麦　减肥清肠道

　　荞麦具有清理肠道沉积废物的作用，平时在食用细粮的同时，经常食用一些荞麦对身体很有好处，是减肥者的理想食品。

重方法　土豆减肥

　　土豆营养成分齐全，所含的热量比主食少，但比一般蔬菜多，土豆是低热能、高蛋白、含多种维生素和矿物质的食品。土豆只含有 0.1% 的脂肪，是所有食物望尘莫及的。土豆含有淀粉，但是它的含水量高达 70% 以上，还含有能够产生"饱腹感"的膳食纤维。减肥时应用土豆代替主食。

　　土豆的吸油能力很强，炸土豆或土豆烧肉是瘦身大敌。

吸油降脂肪　竹笋

　　竹笋具有低脂肪、低糖、多膳食纤维的特点，本身可吸附大量的油脂来增加食用时的味道，所以肥胖的人如果经常吃竹笋，每顿进食的油脂就会被它所吸附，降低了胃肠黏膜对脂肪的吸收和积蓄，从而达到减肥目的，并能减少与高血脂有关的疾病的发生。

燃脂又美容　辣椒

　　辣椒不仅是令人开胃的调味品，还是瘦身美体的食品，它含有一种特殊物质，能加速新陈代谢以达到燃烧体内脂肪的效果，从而起到减肥作用。这种物质还可以促进激素分泌，对皮肤有很好的美容保健作用，是女性的"补品"。

应注意荞麦一次不可食用太多，否则易造成消化不良。

红薯 营养均衡

红薯含有丰富的糖类、维生素、矿物质等营养成分，尤其是赖氨酸，β-胡萝卜素，维生素E、维生素C的含量较多，红薯每100克所含脂肪为0.2克左右，是大米的1/3~1/4，是高营养、低热量、低脂肪食品中的佼佼者。它含有一种具有特殊功能的黏蛋白，能维持人体血管壁的弹性，使皮下脂肪减少，对呼吸道、消化道、关节腔和浆膜腔也有很好的润滑作用。红薯中丰富的膳食纤维和果胶，能有效刺激消化液分泌及肠胃蠕动，使大便畅通。

茶叶 减肥保健康

普洱茶和乌龙茶都具有帮助脂肪代谢的功能，尤其普洱茶与脂肪的代谢有更深的关联。想减掉腰部赘肉的人最适合喝普洱茶，因为它经过独特的发酵过程，可以提高酵素分解腰腹部脂肪的功能。普洱茶可将体质调节到最佳状态，当体重下降到一定程度时，它就不会再刮去体内脂肪了，而且能够抑制脂肪反弹。

绿茶的嫩芽含茶氨酸较丰富，用冷开水浸泡半小时左右使茶氨酸溶出，常饮可预防肥胖、脑中风和心脏病。

禁忌饮食

儿童忌用　　黄瓜减肥

　　黄瓜是一种很好的减肥蔬菜，但是肥胖儿童却不太合适用黄瓜减肥。有些人以为吃黄瓜能够减肥，就不管是否适合肥胖儿童，一味地让儿童以黄瓜为主食，这是不对的。儿童长期大量食用黄瓜会引起营养失调，导致食欲下降，有个别儿童还可能因此而诱发厌食症和色素沉着。

肥胖者不可多吃　　藕

　　莲藕淀粉含量高，肥胖者应少食。

吃多也增肥　　水　果

　　一些人喜欢吃水果，认为水果含维生素 C 多，又好吃，一次可吃 500 克，甚至 1000~1500 克。有的人为减肥不吃正餐而以大量水果充饥，结果非但不能减肥，反而成了增肥剂，还会造成营养不平衡。例如一天不吃主餐，只吃 1000~1500 克香蕉等水果，摄入的热能可达 1000 千卡（4186 千焦耳）。

花生油热量高，脂肪量大，不宜过量食用，否则对心脑血管会有负面影响，而且容易发胖。

　　动物油脂热量高、胆固醇高，故老年人、肥胖者和心脑血管疾病患者都不宜食用，一般人也不可食用过量。

代用脂肪 　勿盲从

　　日常饮食不要过多摄入脂肪，尤其是肥胖者更要减少脂肪摄入量以防超重和肥胖。如果脂肪摄入过多，则容易导致脂质过氧化物增加，使活动耐力降低。于是有一些肥胖者开始选择一些代用脂肪食用，认为这样可以减少脂肪的摄入量。尽管市面上有很多种代用脂肪食品，但这并不说明这些食品不含热量。

　　不含脂肪的食物往往含有大量糖分，以弥补由于没有脂肪而造成的味道不佳的缺陷，而这些糖分能转化为大量的热量。代用脂肪食品往往还使用较多的食品添加剂，为了改进食品的黏度和味道，使用的食盐也较多。所以，打算减肥还是食用新鲜的食品为好，对于代用脂肪食品切勿盲从选择。

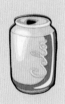

不少通过节食来减肥的人常常碰到这样一个问题：他们以吃素为主，对冰激凌、炸薯条等高热量食品敬而远之，可一段时间下来，体重并不见下降。元凶之一就是许多我们熟悉的日常饮料，比如可乐、咖啡、汽水等，都含有很高的热量，它们堆积脂肪的作用不亚于脂肪含量高的食物。为避免摄入过多热量，可以饮用一些少含或不含热量的饮品，比如水和茶。

易发胖 嗜白酒者

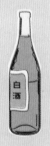

白酒的主要成分是乙醇。乙醇属于纯热能物质，每克乙醇能产生 28~30 千焦耳的能量，产热量仅次于脂肪。当乙醇进入人体后，可以很快地在体内氧化并释放出能量。再加上人们习惯在饮酒时炒上几个好菜，长期嗜酒者就在不知不觉中变得胖起来。当然也有些酗酒者在喝酒的时候很少进食，有时一醉甚至几餐不吃饭，这样的人发胖的可能性就比较小，但较伤胃。

研究还发现，乙醇会减慢体内脂肪新陈代谢的速度，这也可能是造成嗜酒者肥胖的一个原因。

警惕啤酒 热量高

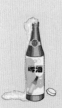

啤酒号称"液体面包",每瓶啤酒(750毫升)能产生 1050~2092 千焦耳的热量。啤酒中的乙醇含量虽然不高,但氨基酸含量却非常丰富。也正是因为啤酒中的乙醇含量低,使那些嗜酒者在饮用啤酒时常常失去必要的警觉。如果说饮用白酒时人们喜欢选用小杯的话,而在饮用啤酒时则经常是用大杯或瓶、罐来计量,因此每次啤酒的饮入量明显高于白酒。啤酒中的啤酒花、鲜酵母以及适量的二氧化碳都可以促进食欲,营养丰富再加上大量饮用,发胖也就不是一件困难的事了。

花生酱 减肥慎吃

花生酱与某些食物同食会产生丰富的热量,正在减肥的人士慎食。

鱼 子 高胆固醇

肥胖症是指体内脂肪,尤其是三酰甘油积聚过多,容易发生动脉粥样硬化、糖尿病、高血压、冠心病等疾病,鱼子虽营养价值很高,但也含有过多的胆固醇,因此肥胖患者应少食鱼子、蛋黄等高胆固醇的食品。

癌症肿瘤患者饮食宜忌

适宜饮食

抗多种癌　西红柿

　　西红柿中的番茄红素具有独特的抗氧化能力，能清除自由基，保护细胞，使脱氧核糖核酸及基因免遭破坏，能阻止癌变进程。国内外专家经研究认为，西红柿除了对前列腺癌有预防作用外，还能有效减少胰腺癌、直肠癌、喉癌、口腔癌、肺癌、乳腺癌等癌症的发病危险。

能杀灭癌细胞　杏

　　杏是苦杏仁苷含量最丰富的果品，而苦杏仁苷又是极有效的抗癌物质，并且只对癌细胞有杀灭作用，对正常健康的细胞无任何毒害。南太平洋上的岛国斐济是世界上独一无二的"无癌之国"，该国盛产杏果，人们都喜欢吃。据调查，该国未曾出现死于癌症者，而且居民的寿命都很长，素有"长寿国"之称。据分析，经常吃杏可能是斐济人无癌长寿的主要原因之一。但杏也不宜多吃。

鲨鱼　健康不生癌

　　科学家发现，在所有动物中，鲨鱼是唯一不会生癌的动物。而多项研究也发现鲨鱼制品也确实对癌症患者有一定的抑制癌细胞生长的作用。除了癌症以外，鲨鱼制品对于炎症及自体免疫性疾病伴随有血管异常增生的情况，如风湿性关节炎、红斑狼疮等皆有明显的改善效果。

黄豆　抑制癌症多

　　黄豆中富含皂角苷、蛋白酶抑制剂、异黄酮、钼、硒等抗癌成分，对前列腺癌、皮肤癌、肠癌、食道癌等几乎所有的癌症都有抑制作用，这就是经常食用黄豆及其制品的人很少发生癌症的原因。以喝熟豆浆的方式补充植物蛋白，可以使人的抗病能力增强，从而达到抗癌和保健目的。

饮红葡萄酒　防癌

　　葡萄皮中含有白藜芦醇，其抗癌性能在数百种人类常食的植物中最好，这种成分可以防止正常细胞癌变，并能抑制癌细胞的扩散。红葡萄酒正是由葡萄全果酿制的，故为预防癌症的佳品。

抗癌防衰　　圆白菜

圆白菜的防衰老、抗氧化效果与芦笋、菜花同样处在较高的水平，它能提高人体免疫力，预防感冒，保护癌症患者的生活指标。在抗癌蔬菜中，圆白菜排在第五位，相当显赫。

抗癌护基因　　柑橘

在鲜柑橘汁中有一种抗癌活性很强的物质，它能使致癌化学物质分解，抑制和阻断癌细胞的生长，能使人体有关酶的活性成倍提高，阻止致癌物对细胞核的损伤，保护基因的完好。

也能防癌症　　油脂

营养专家在花生油中发现3种有益于心脑血管的保健成分：白藜芦醇、不饱和脂肪酸和 β-谷固醇，实验证明，这几种物质是癌症的化学预防剂，也是降低血小板聚集、防治动脉硬化及心脑血管疾病的化学预防剂。

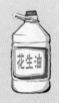

橄榄油中含有一种多酚抗氧化剂，它可以抵御心脏病和癌症，并能与一种名叫鲨烯的物质聚合，从而减缓结肠癌和皮肤癌细胞的生长。

香油中含量仅占0.5%的芝麻素具有优异的抗氧化作用，可以保肝护心，延缓衰老，同时芝麻素还具有良好的抗癌功能。

红薯 抗癌数第一

红薯被列为最佳抗癌食品。熟红薯的抑癌率略高于生红薯。

红薯中的膳食纤维比较多，对促进胃肠蠕动和防止便秘非常有益，可用来治疗痔疮和肛裂等，对预防直肠癌和结肠癌也有一定作用。脱氢表雄甾酮是红薯所独有的成分，这种物质既防癌又益寿，是一种与肾上腺所分泌的激素相似的类固醇，它能有效抑制乳腺癌和结肠癌的发生。

禁忌饮食

腌熏食品 要少吃

少吃或不吃酸菜、腌菜、腌萝卜干等，因为它们在制作过程中容易产生致癌物质。

少吃或不吃烟熏、腌制、烤炸的肉食，已发现用烟火直接熏烤的鱼和肉能产生有致癌作用的化学物质，如苯并芘等。

高脂肪食物 少吃

不要经常吃高脂肪食物，因为动物脂肪和胆固醇含量高的食物可以促使中性类固醇与胆酸在体内合成，经过某些肠道细菌的作用，可能产生内源性的致癌物。

谨慎吃　发物诱疾

　　中医认为，癌症病人应戒吃"发物"，如肥肉、公鸡、羊肉、蚕、肾、虾、蟹、螺、蚌等，当然不是每吃必"发"，但有一部分癌症的起因与食物有关，特别患皮肤癌和生殖系统癌症者要注意避免因吃"发物"而导致癌症加重和复发。也有一些专家认为，癌症患者忌口不必过严，食谱不宜太窄，只要病人有胃口和进食愿望，有些"发物"可能调动和提高机体免疫功能，还可能促使患者早日康复。目前尚缺乏对"发物"与肿瘤之间关系研究的详细资料。

癌症患者忌　荞麦

　　癌症患者不能食用荞麦，否则会加重病情。脾胃虚寒、消化功能不佳、经常腹泻的人也不宜食用。

忌吃　被污染食品

　　忌吃已被污染的食物，如被农药、化肥、石棉纤维、多环烃化合物和重金属等污染的主食和副食不能吃，饮用水中不能有水源污染，平时的饮食要强调不偏食。

可致癌　咖啡过量

　　过量饮用咖啡有致癌危险，有增加患膀胱癌的可能性，癌症患者忌饮。

饮食过咸　致胃癌

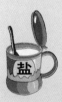

食物过咸是胃癌发病的高危因素之一。人在吃入过量的高盐食物后，胃内容物渗透压增高，这对胃黏膜可造成直接损害。高盐食物还能抑制前列腺素E的合成，而前列腺素E能提高胃黏膜抵抗力，这样就使胃黏膜易受损害而产生胃炎或溃疡。高盐食物中可能同时存在的硝酸盐，容易形成具有极强致癌作用的亚硝酸胺。因此进食宜清淡，每日摄入的食盐量应控制在5~6克。

霉变食物　能致癌

不要吃霉变的食物，因为霉变的食物会产生黄曲霉毒素，而这种毒素具有明显的致癌作用。

腐烂食物　强致癌

不要吃腐烂的食物，腐烂的食物中含有大量的恶臭乙醛，恶臭乙醛是一种强致癌物。

胃病患者饮食宜忌

适宜饮食

健胃利溃疡　芦荟

芦荟是苦味的健胃轻泻剂，有抗炎、修复胃黏膜和止痛的作用，有利于胃炎、胃溃疡的治疗，能促进溃疡面愈合。对于烧、烫伤，芦荟也有很好的抗感染、助愈合的功效。

治胃溃疡　圆白菜

圆白菜中含有某种因子，对溃疡有着很好的治疗作用，能加速创面愈合，是胃溃疡患者的有效食品。新鲜的圆白菜中含有植物杀菌素，有抑菌消炎作用，咽喉疼痛、外伤肿痛、蚊叮虫咬、胃痛、牙痛者都可多食圆白菜。

解毒清胃火　莼菜

莼菜的黏液质有较好的清热解毒作用，能抑制细菌的生长，食之清胃火，泻肠热。但莼菜性寒而滑，多食易伤脾胃，脾胃虚寒的人不宜多食。

茄子　治慢性胃炎

中医认为，茄子有清热活血、消肿止痛之效，常吃茄子对痛经、慢性胃炎及肾炎水肿等有一定治疗作用，对内痔便血也有很好的疗效。

金针菇　治肠道溃疡

经常食用金针菇，不仅可以预防肝脏病及胃、肠道溃疡，而且也适合高血压患者、肥胖者和中老年人食用，这主要是因为它是一种高钾低钠食品。

常吃葡萄　健脾胃

葡萄中含大量酒石酸，有帮助消化的作用，能健脾胃，对人体裨益甚大。葡萄是消化能力较弱者的理想果品。

柿子养胃　斟酌吃

柿子有养肺胃、清燥火的功效，可以补虚、解酒、止咳、利肠、除热、止血，还可充饥。柿饼具有涩肠、润肺、止血、和胃等功效。但患有慢性胃炎、排空延缓、消化不良等胃动力功能低下者，以及胃大部切除者，不宜食柿子。

保护胃壁　火龙果

火龙果中的白蛋白是具黏性、胶质性的物质，可缓解重金属中毒，还能对胃壁起保护作用。

缓解胃疼痛　鲢鱼

鲢鱼常用于脾胃虚弱、水肿、咳嗽、气喘等病症的治疗，尤其适用于胃寒疼痛或由消化不良引起的慢性胃炎，可以缓解胃痛。

养胃　糯米粳米粥

糯米适宜煮粥食用，与粳米一起煮粥，不仅营养更丰富，而且更易消化吸收，和胃养胃，尤其适合脾胃虚寒，面色萎黄或苍白者食用。

禁忌饮食

性寒慎食　萝卜

萝卜为寒凉蔬菜，阴盛、偏寒体质者、脾胃虚寒者等不宜多食。胃及十二指肠溃疡、慢性胃炎、单纯甲状腺肿、先兆流产、子宫脱垂等患者忌食萝卜。

红 肉　久食害胃肠

牛肉、羊肉、鹿肉等红肉，多食、　食对于胃肠疾病不利。

糯 米　性黏难消化

糯米黏性大，口感滑腻，老人、儿童　病人等胃肠消化功能弱者不宜食用。

红 薯　产酸易伤胃

红薯在胃中产生酸，所以胃溃疡及胃　酸过多的患者不宜食用。

油炸食物　少食

胃病患者少吃油炸食物，因为这类食物不容易消化，会加重消化道负担，多吃会引起消化不良，还会使血脂增高，对健康不利。

牛奶生酸　增病情

有些胃病是由于胃酸过多引起的，牛奶会刺激胃壁产生过多的胃酸，从而使病情加重。

要远离 ▸ 辛辣食物

辣椒、大蒜、葱、花椒、洋葱等辛辣食物切忌食用，尤其是重度胃病患者更要注意，这些食物对消化道黏膜具有极强的刺激作用，容易引起腹泻或消化道炎症，加重病情。

伤黏膜 ▸ 食物热烫

开水、热茶、滚汤等如果在其温度过高的时候食用，可能会烫伤口腔，还可能因急于吞咽而烫伤胃黏膜，因此，营养学家建议平时进食的温度应以"不烫不凉"为宜，火锅应少吃，吃的时候也要注意食物的温度，烫熟的食物稍微凉一凉再吃为好。

刺激胃 ▸ 生冷食物

胃病患者不宜吃生冷食物，生冷食物对消化道黏膜具有较强的刺激作用，容易引起腹泻或消化道炎症。

易得胃病 ▸ 吃剩饭

为了避免浪费，剩饭可以加热后再吃。剩饭保存以不隔餐为宜，早剩午吃，午剩晚吃。但最近的研究发现，剩饭重新加热以后再吃难以消化，长期食用还可能引起胃病。

眼病患者饮食宜忌

适宜饮食

菠菜 预防夜盲症

菠菜含有大量的 β－胡萝卜素和铁，也是维生素 B_6、钾的极佳来源。菠菜丰富的维生素含量能够预防夜盲症的发生。哈佛大学的一项研究发现，每周食用 2~4 次菠菜的中老年人，可降低患视网膜退化的危险，从而保护视力。

胡萝卜 保护视力

胡萝卜能提供丰富的维生素 A，具有保持视力正常、治疗夜盲症和眼干燥症、促进机体正常生长与繁殖、维护上皮组织、防止呼吸道感染等功能。

榧子 营养护视力

食用榧子对保护视力有益，因为它含有较多的维生素 A 等有益眼睛的成分，对眼睛干涩、易流泪、夜盲等症状有预防和缓解的功效。

明目还通便 决明子

决明子能益肾清肝，明目通便，为常用之明目保健药。决明子含决明素、决明内酯、维生素 A、大黄酚、大黄素、大黄酸、大黄素蒽酮等，对视神经有良好的保护作用，常用于治疗白内障、视网膜炎、视神经萎缩、青光眼、眼结膜炎等疾病。《神农本草经》记载："治青盲、目淫、肤赤、白膜、眼赤痛泪出。"历代以其明目之方甚多，或单用，或与他药配伍。

减轻视疲劳 蓝莓

蓝莓所含花青苷色素具有活化视网膜功效，可以强化视力，减轻眼球疲劳。

保护视力 枸杞

枸杞中含有 14 种氨基酸，并含有甜菜碱、玉蜀黄素、酸浆果红素等特殊营养成分，具有不同凡响的保健功效。枸杞含有丰富的胡萝卜素，维生素 A、维生素 B_1、维生素 B_2、维生素 C 和钙、铁等元素，俗称"明眼子"。历代医家治疗肝血不足、肾阴亏虚引起的视物昏花和夜盲症，常常使用枸杞。民间也常用枸杞治疗慢性眼病，枸杞蒸蛋就是简便有效的食疗方法。

鳝鱼　对眼疾患者好处大

　　鳝鱼含有的维生素 A 量高得惊人。维生素 A 可以增进视力，促进皮膜的新陈代谢。有人说"鳝鱼是眼药"，过去患眼疾的人都知道吃鳝鱼有好处。

动物肝脏　保护眼睛

　　肝脏是动物体内贮存养料和解毒的重要器官，肝脏含有丰富的营养物质，是理想的明目、补血佳品之一。动物肝脏中维生素 A 的含量远远超过奶、蛋、肉、鱼等食品，具有维持正常生长和生殖功能的作用，能保护眼睛，维持正常视力，防止眼睛干涩、疲劳，维持健康肤色。

鱼　适当吃护眼睛

　　澳大利亚研究人员研究发现，吃鱼可以防止由于年龄引起的黄斑变性，而黄斑变性是导致失明的主要原因之一。研究人员发现，只需吃适量的鱼，就可以起到保护眼睛的作用，一个月吃 1~3 次鱼，比一个月吃不到 1 次鱼的人黄斑恶化的可能性可减少一半。并非吃鱼越多越好，最佳吃鱼量为每周 1 次，吃太多的鱼会干扰老年人吸收维生素 E。

禁忌饮食

眼疾患者忌　洋　葱

洋葱对眼睛有刺激作用，凡患有眼疾、眼部充血者忌食，更不宜在患病期间生切洋葱。

夜盲症忌食　莴　笋

莴笋中的某种物质对视神经有刺激作用，因此有眼疾特别是夜盲症的人不宜多食。

多食会上火　韭　菜

韭菜多食会"上火"且不易消化，因此阴虚火旺、有眼疾和胃肠虚弱者不宜多食。

多吃伤眼睛　辣　椒

对眼睛而言，最怕体内热上加热。如果无节制地吃辣可能直接伤及眼睛，首先使眼睛有烧灼感，眼球血管充血而造成视物不清，若长期辛辣刺激会提前发生结膜炎、眼底动脉硬化、干眼症和视力减退等老年性疾病。面红耳赤、大便秘结、小便发黄、眼睛充血的人不要吃辣椒，脾气暴躁的人也不要吃辣椒。

生 姜 · 多食伤眼

生姜属辛辣食物，对眼睛有较强的刺激作用，不可多食，眼疾患者更应忌食，以免加重病情。《本草纲目》："食姜久，积热患目。"《本草经疏》："久服损阴伤目。"

大 蒜 · 眼疾最忌

中医认为，长期大量地食用大蒜，伤人气血，损目伤脑。《本草纲目》记载"久食伤肝损眼"。中医对忌口是比较讲究的，眼病患者在治疗时必须忌五辛，即忌大蒜、小蒜、洋葱和辣椒等刺激性食物，否则影响疗效。在夏秋季时吃大量大蒜，对眼的影响最大。

水 · 青光眼忌多饮

青光眼由眼压增高所致。眼球内的压力，是由相对固定的眼内容物和眼内血容量产生的，其中房水在不停地产生与排出，以达到平衡。眼压升高的主要原因是眼内房水流出受到阻碍。眼压升高过久可使视神经萎缩，视力减退，严重者会造成失明。青光眼治疗的关键在于通过加速房水的排出、减少房水的生成等来降低眼压。在短期内大量饮水，会造成血液稀释，使渗透降低而房水增加，从而导致眼压升高，症状加重。

伤眼睛 油腻食物

近视眼、远视眼、青光眼、老花眼与白内障患者都不宜食用过于油腻的食物，如动物脂肪，这类食物如果吃得太多会使近视度数加重。

增加近视率 糖 分

糖可以把胶原蛋白粘在一起，产生"糖化"，使肌肉失去弹性。眼睛周围的肌肉由于糖化失去弹性后，不能灵活调节焦距，当近距离看书时间很长时，眼睛的肌肉可能固定在近焦距，而不容易改变到远焦距，因此看不清远处的东西。严重时，眼睛水晶体本身也可以被糖化，变得浑浊，形成白内障，甚至导致失明，例如糖尿病眼病。糖分在体内代谢需要大量维生素 B_1，如果糖分摄取过多，维生素 B_1 就显得不足了，而且，过多摄取糖分也会降低体内的钙质，这会使眼球壁的弹力减弱，助长近视眼的发展。

能损伤视神经 酒

酒会使眼睛充血，故易伤目。若饮酒过多，酒中的有害成分对眼睛有较重的损伤，能使视神经萎缩，严重的甚至可导致失明。看电视可使视力衰退，而饮酒又损害视神经，二者同时进行，等于火上浇油，对视力大有损伤。

母婴饮食宜忌

适宜饮食

芦笋　补充叶酸

芦笋中含有丰富的叶酸，大约5根芦笋就含有100多微克叶酸，已达到每日需求量的1/4，所以多吃芦笋能起到补充叶酸的功效，是孕妇补充叶酸的重要来源。芦笋中的叶酸很容易被破坏，所以若用来补充叶酸应避免高温烹煮。

冬瓜　消孕妇水肿

冬瓜有良好的清热解暑功效，夏季多吃些冬瓜，不但解渴消暑、利尿，还可使人免生疔疮。因其利尿，且含钠极少，所以是慢性肾炎水肿、营养不良性水肿、孕妇水肿的消肿佳品。

柚子　利母婴

柚子有增强体质的功效，它能使身体更容易吸收钙及铁质。同时，柚子所含的天然叶酸对于服用避孕药或怀孕中的女性，有预防贫血症状发生和促进胎儿发育的功效。

排瘀血 红糖莲藕

红糖能有效缓解妇女因受寒体虚所致的痛经，它还含有"益母草"成分，可促进子宫收缩，排出产后宫腔内瘀血，使子宫早日复原。应当注意的是，产妇在产后食用红糖，食用时间不要太久，一般连食7~10天为宜。

莲藕也可排出宫内瘀血，但是藕性偏凉，故产妇不宜过早食用。一般产后1~2周后再吃藕来逐瘀。

减轻孕期反应 苹果

中医认为，苹果甘凉，具有生津止渴、润肺除烦、健脾益胃、养心益气、润肠、止泻、解暑、醒酒等功效，准妈妈每天吃个苹果可以减轻孕期反应，每天吃1~2个苹果就足以达到上述效果了。

营养多 牛奶、酸奶

牛奶中的钙质容易被吸收，而且磷、钾、镁等多种矿物质搭配也比较合理，常喝牛奶能使人保持充沛的体力，孕妇及更年期妇女多喝牛奶，可减缓骨质的流失，预防骨质疏松。

另外在女性怀孕期间，还可以饮用酸奶，酸奶除提供必要的热量外，还提供蛋白质、维生素、叶酸和磷酸。

猪蹄通乳 少放盐

中医认为，猪蹄有壮腰补膝和通乳之功，可用于肾虚所致的腰膝酸软和产妇产后缺少乳汁之症，若作为通乳食疗应少放盐、不放味精。

鸽 蛋 逐瘀增性趣

鸽子蛋含有丰富的优质蛋白质和多种微量元素，营养价值高于普通鸡蛋，性平味甘，有补肾益气之功效，可助产妇清除子宫内瘀血，提高性功能。

鱼肝油 母婴保健

鲨鱼肝是提取鱼肝油的主要来源，鱼肝油能增强体质，助长发育，健脑益智，帮助钙、磷吸收，增加对传染病的抵抗力，用于婴幼儿及儿童成长期补充维生素A、维生素D及DHA，它还能预防眼干燥症、夜盲症和佝偻病，也适用于孕妇、哺乳期女性补充维生素A、维生素D及DHA，有利于胎儿、婴儿健康成长和大脑发育。

米 汤 婴儿的辅助饮食

妈妈奶水不足时，在增添配方奶粉的同时，也可用一些米汤来辅助喂养婴儿。米汤有益气、养阴、润燥的功能，性味甘平，有益于婴儿的发育和健康。

禁忌饮食

可能诱流产　山　楂

　　山楂不适合孕妇吃，因为山楂可以刺激子宫收缩，有可能诱发流产。不过山楂在孕妇临产时有催生之效，并能促进产后子宫复原。

勿喂婴儿　酸　奶

　　婴儿体内代谢乳酸的酶系统不够健全，饮用酸奶后不易消化，还可能引起腹泻、呕吐，因此不要给婴儿喂食酸奶及其制品。

危险致流产　蟹　爪

　　蟹肉寒凉，有活血祛瘀之功，故对孕妇不利，虽然味美，仍以不食为佳。

忌做产后主食　小　米

　　小米具有滋阴养血的功效，可以使产妇虚寒的体质得到调养，帮助她们恢复体力。但是小米蛋白质的氨基酸组成并不理想，赖氨酸过低而亮氨酸又过高，女性产后如果完全以小米为主食，会缺乏其他营养，应注意合理搭配。

海带 ▶ 孕期哺乳期少吃

孕妇和哺乳期女性不要多吃海带，这是因为海带中的碘可随血液循环（乳汁进入胎（婴）儿体内，引起胎（婴）儿甲状腺功能障碍。

豆浆 ▶ 育婴营养差

不要用豆浆代替牛奶喂婴儿，因为它的营养不足以满足婴儿生长的需要。也不宜用豆奶喂养婴儿，豆奶只可作为补充食品。

味精 ▶ 孕妇幼儿忌

孕妇不宜吃味精，因为味精可能会引起胎儿缺陷。老人、婴幼儿和儿童也不宜多食。处于生长发育期的少年应严格控制摄入量，以免对骨骼生长不利。

婴儿食蜜 ▶ 致中毒

婴儿肠胃稚嫩，不宜食用蜂蜜，以免导致蜂蜜过敏性中毒。

茶叶 ▶ 减少乳分泌

正在哺乳的妇女要少饮茶，因为茶对乳汁有收敛作用，会减少乳汁分泌。

减压健脑饮食宜忌

适宜饮食

平心静气 | 小白菜

小白菜是蔬菜中含矿物质和维生素最丰富的蔬菜。小白菜所含的钙是大白菜的2倍，含维生素C是大白菜的3倍多，含有的胡萝卜素是大白菜的74倍。小白菜能缓解精神紧张。

提神醒脑 | 洋 葱

洋葱在国外被誉为"菜中皇后"，是一种集营养、医疗和保健于一身的特色蔬菜。洋葱能帮助细胞更好地利用葡萄糖，同时降低血糖，供给脑细胞热能，是精神委顿患者的食疗佳蔬，有提神醒脑、舒缓压力的作用。

失眠睡前喝 | 牛 奶

牛奶中含有促进睡眠的L-色氨酸，具有松弛神经之效。在睡觉前喝牛奶最好，尤其是对一些压力过大、夜间难以入睡的人，睡前1小时喝1杯牛奶是很有益处的。

减压效非凡

苹果是一种非凡的减压补养水果，所含的多糖、钾、果胶、酒石酸、苹果酸、枸橼酸等能有效减缓人体疲劳，而其含有的锌元素更是人体内多种重要酶的组成元素，可消除疲劳还能增强记忆力，同时还有提神醒脑之功。

苹果天然的怡人香气，具有明显的消除压抑感作用。拿起一个苹果闻上一闻，不良情绪就会有所缓解。

香 蕉 **快乐水果**

香蕉，是人们喜爱的水果之一，盛产于热带、亚热带地区，欧洲人因它能解除忧郁而称它为"快乐水果"。

荷兰科学家研究认为：最合营养标准又能为人脸上增添笑容的水果是香蕉。它含有一种特殊的氨基酸，这种氨基酸能帮助人体制造"开心激素"，减轻心理压力，解除忧郁，令人快乐开心。睡前吃香蕉，还有镇静的作用。

猕猴桃 **改善忧郁症**

猕猴桃中维生素 C 的含量在水果中名列前茅，被誉为"VC 之王"。医学研究表明，成人忧郁症有生理学基础，它跟一种大脑神经递质缺乏有关。

猕猴桃中含有的血清促进素具有稳定情绪、镇静心情的作用，另外它所含的天然肌醇有助于脑部活动，能帮助忧郁之人走出情绪低谷。

重女轻男　橙　子

橙子发出的气味有利于缓解人们的心理压力，但仅有助于女性克服紧张情绪，缓解失眠、头痛症状，对男性的作用却不大。女性对于橙子气味的敏感程度明显强于男性。橙子的气味还有助于提高工作效率。

冰爽到底　薄　荷

薄荷的清凉香味主要来自薄荷脑、乙酸薄荷酯、薄荷酮等香味成分。其气味具有穿透力，给人很直接的清凉感觉，通体舒坦，精力倍增。

薄荷的清香气味能够刺激神经并对人的生理和心理产生明显影响，使思维活动加快，思路更加清晰，提神醒脑，集中注意力，并能化解心中烦闷。

重男轻女　巧克力

巧克力能缓解情绪低落，使人兴奋。巧克力对于集中注意力、加强记忆力和提高智力都有一定作用。瑞士研究人员还发现，男性常吃巧克力能防治感冒，对女性则无此效果。

禁忌饮食

酸菜 多吃易缺氧

食用含亚硝酸盐过多的酸菜，会使血液中的血红蛋白变成失去带氧功能的高铁血红蛋白，令红细胞失去携带氧气的作用，导致组织缺氧，出现皮肤和嘴唇青紫、头痛头晕、恶心呕吐、心慌等中毒症状，严重者还能致死。

高脂肪 损害记忆

人的脑部需要葡萄糖才能发挥功能，但当体内葡萄糖的代谢功能受到饱和脂肪酸影响而减缓时，大脑就会欠缺养分，无法高效运转。

皮蛋 含铅致失眠

皮蛋（松花蛋）含铅元素，经常食用会引起铅中毒，导致缺钙、贫血、好动、智力减退、失眠等。

糖 多食反应迟缓

糖不宜多吃，因为糖进入血液中可使血液黏度升高，血流速度减慢，呈酸性。酸性环境不利于神经系统的信息传递，从而使头脑反应迟缓。

伤智力　粉丝、油条

　　粉丝、油条等在加工制作过程中添加了明矾，明矾即硫酸铝，摄入过量的铝，会影响脑细胞的功能，造成智力下降和早衰，从而影响和干扰人的意识和记忆功能，造成老年痴呆症，还可引起胆汁郁积性肝病，可导致骨骼软化，引起卵巢萎缩等病症。

生热助火　辛辣食物

　　亚健康状态的人所承受的压力往往比较大，平时虚弱乏力、头晕耳鸣、口干舌燥、心烦失眠，经常处于一种阴虚内热、内火上扰的状况，因此辛辣火热伤津之物应避免食用，比如辣椒、胡椒、芥末等。

多食不利于舒缓压力　盐

　　适当的饮食和情绪的稳定以及对压力的感受是相关联的，盐分太高的饮食使得水分滞留体内，导致血压增高，对压力的感受也随之增高，因而，舒缓压力不宜吃太咸的食物。

损肝伤脑　酒　精

　　人体过多吸收酒精对脑细胞有损伤。经常大量饮酒，会使肝脏发生酒精中毒而致其发炎肿大，并使中老年性功能衰退、器官老化。

美容饮食宜忌

━━━━━━━━━━━━ **适宜饮食** ━━━━━━━━━━━━

西红柿 ▶ 健康榜首

无论是美容，还是减肥，西红柿都是爱美女性的必备食品。美国《时代》杂志推荐的 10 种健康食品中，西红柿荣登榜首。

西红柿含有丰富的胡萝卜素和多种维生素，尤其是维生素 P 的含量居蔬菜之冠，铁、钙、镁等矿物质含量也比较丰富。特别突出的是西红柿所含的番茄红素是最佳的抗氧化剂，能清除自由基，保护细胞，延缓衰老，而且能使皮肤上沉着的色素减退消失，减少雀斑，保持皮肤白皙，平衡水分及油脂分泌。西红柿中丰富的烟酸能维持胃液的正常分泌，促进红细胞的形成，有利于保持血管壁的弹性和保护皮肤。

西红柿含有一种名叫果胶的膳食纤维，有预防便秘的作用。

长时间站立的女士，可多吃西红柿消除腿部疲劳。

黄瓜、西瓜 ▶ 除皱纹

黄瓜被称为"厨房里的美容剂"，经

食用或贴在皮肤上可有效地对抗皮肤老化，减少皱纹的产生。如果因日晒引起皮肤发黑、粗糙，用黄瓜切片涂抹患处，有良好的改善效果。

新鲜的西瓜汁和鲜嫩的瓜皮可增加皮肤弹性，减少皱纹，增添光泽。西瓜中的大量水分为机体提供充分的润泽，因此，西瓜不但有很好的食用价值，还是女性高效经济的美容院。

天然美容师　芦荟

芦荟蕴含 75 种元素，与人体细胞所需物质几乎完全吻合。在西方国家，化妆品会因标有含芦荟成分而身价倍增，于是它被誉为"天然美容师"。

芦荟是美容、减肥、防治便秘的佳品，对脂肪代谢、胃肠功能、排泄系统都有很好的调整作用。

维生素含量高　枣

枣最突出的特点是维生素含量高，因此有"天然维生素丸"的美誉，而维生素是美丽的神奇源泉。枣的营养成分既丰富又全面，含有比一般水果高的糖分和较多的蛋白质、脂肪、人体必需的氨基酸以及铁、磷、钙、硒等多种营养成分。民间有"五谷加红枣，胜过灵芝草"的谚语。

木瓜、猪蹄 > 可丰胸

在各种丰胸蔬果中，效果最好的首推木瓜。木瓜自古就是第一丰胸佳果，其含量丰富的木瓜酵素和维生素 A 能刺激女性激素分泌，有助于丰胸。丰胸用青木瓜效果最好。

猪蹄含有丰富的胶原蛋白质，它在烹调过程中可转化成明胶，明胶具有网状空间结构，能结合许多水，增强细胞生理代谢，有效地改善机体生理功能和皮肤组织细胞的储水功能，使细胞得到滋润，防止皮肤过早出现褶皱，延缓皮肤的衰老过程。同时，猪蹄也是丰胸食谱中的主要角色之一。

柠檬 > 美容有盛名

在天然美容食品中，柠檬名气大、也深入人心。鲜柠檬维生素含量极为丰富，能防止和消除皮肤色素沉着，使皮肤白皙。其独特的果酸成分可软化角质层，令肌肤变得美白而富有光泽。柠檬还能消毒去垢、清洁养护皮肤。此外，柠檬生食还具有良好的安胎止呕作用，是适合女性的水果。

由于柠檬中含大量有机酸，对皮肤有刺激性，切莫将柠檬原汁直接涂面，一定要稀释后或按比例配用其他天然美容品才能敷面。

果中皇后　草莓

草莓鲜美红嫩，酸甜多汁，芳香宜人，是色、香、味俱佳的美容水果，被誉为"果中皇后"。美国把草莓列入十大美容食品。据研究，女性常吃草莓，对皮肤、头发均有保健作用。草莓在德国被誉为"神奇之果"。草莓还可以减肥，因为它含有一种叫天冬氨酸的物质，可以自然而平缓地除去体内的"矿渣"。

美白祛斑　薏米

薏米含有丰富的维生素 B_1、维生素 B_2 和蛋白质，可使皮肤光滑白皙，消除色素斑点，减少皱纹，常食能治疗黄褐斑、雀斑、面疱，对痤疮有明显的疗效。另外，它还能提高对紫外线的防护能力，其提炼物被加入化妆品用来防晒。薏米中含有丰富的蛋白质分解酵素，能使皮肤角质软化，对皮肤赘疣、粗糙不光滑也有疗效。

美容最应吃　醋

醋被称为"血液清道夫"，是新一代"可以食用的护肤品"中的佼佼者，具有良好的嫩肤、杀菌、美白、软化角质的功效。醋对皮肤、头发能起到很好的保护作用。

禁忌饮食

辣 椒　▶ 刺激易上火

　　辣椒是大辛大热之品，如果食用太多，体内的辣椒素过量，会剧烈刺激胃肠黏膜，引起胃痛、腹泻并使肛门烧灼刺痛，诱发胃肠疾病，促使痔疮出血，导致牙龈肿胀或面部长青春痘。一般人都应少食辣椒，皮肤病患者忌食辣椒。

山 楂　▶ 味酸伤牙齿

　　山楂味酸，长时间贪食山楂或山楂片、山楂糕，对于牙齿生长不利。食用后应注意及时漱口，以防对牙齿有害。

方便面　▶ 使人早衰

　　方便面营养不全面，长期食用会使体内营养缺乏，造成口角生疮、大便干结、视力模糊、皮肤干燥等。

　　方便面易发霉变质，所含过氧脂质有害健康。方便面中的油质一般都加入了抗氧化剂，以推迟酸败时间。含油质的食品酸败后会破坏营养成分，产生过氧脂质。过量的过氧脂质长期进入人体后，对身体的重要酶系统有一定的破坏作用，会使人早衰。

促衰老　油炸食品

油炸食品易产生过氧脂质，进入人体后会对体内酸系统及维生素等产生极大的破坏作用，加速人体衰老过程。而且，长期进食油炸食品易导致肥胖、肌肤油腻、长青春痘等症状。

增头屑　高脂饮食

头屑的产生是由于皮脂溢出过多所致，中医称为"白屑风"（干性）"油风"（油性）。食用肥肉、奶酪等高脂食物，会加速头屑的产生。

莫直接用　柠檬汁

由于柠檬中含大量有机酸，对皮肤有刺激性，切莫将柠檬原汁直接涂面，一定要稀释后或按比例配用其他天然美容品才能敷面。脸上涂有柠檬汁时，应避免阳光照射，否则美白不成反生色斑。

伤皮肤　饮酒过多

过多饮酒对皮肤是有害的，饮酒后血液中乙醇浓度迅速升高，可以引起面部皮肤血管扩张，出现面红，甚至全身皮肤潮红，有时可伴有荨麻疹、瘙痒。

香肠　过食骨疏松

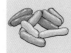

为了使香肠保持柔软，会添加聚合磷酸盐，即磷酸钠、焦磷酸、聚磷酸和偏磷酸等，这些添加物中的磷会使骨头变脆。磷是人体不可或缺的矿物质，和钙同为形成骨骼及牙齿的成分，人体一旦缺乏磷则易骨折，牙齿也易断落。但磷摄取过多，钙就会大量减少，骨头会变得松脆软弱，导致骨质疏松症。

另外，香肠中会加入一定比例的防腐剂——亚硝酸钠，亚硝酸钠在人体中能与肉类蛋白中的胺结合，形成一种叫作二甲基亚硝基胺的物质，是一种强致癌物。因此，香肠不宜多吃。

烧烤　吃出油肌肤

色香味浓的肉串在熏烤过程中会产生苯并芘，这种有害物质将直接诱发癌症。常吃烧烤食物不仅会使癌症的发病率升高，还会影响胃肠道平衡，使肌肤油腻易生疮斑。

发物　诱疹

韭菜、香椿、鱼、虾等食物俗称"发物"，可诱发皮肤变态反应，以致疹块丛生，最后留下色素而使皮肤变黑。

性保健饮食宜忌

适宜饮食

促进性兴奋　芹菜

芹菜是一种增强性功能食品，能促进人的性兴奋，西方称之为"夫妻菜"，曾被古希腊的僧侣列为禁食。

泰国的一项研究发现，常吃芹菜能减少男性精子的数量，可能对避孕有所帮助。

起阳比伟哥　韭菜

韭菜，古称草钟乳、起阳草、懒人菜等，原产于我国。韭菜为辛温补阳之品，能温补肝肾，因此在药典上有"起阳草"之称，可与现今的"伟哥"比美。韭菜还有温中行气、散血解毒、保暖、健胃的功效。

植物伟哥　秋葵

秋葵含有特殊的具有药效的成分，能强肾补虚，是一种适宜的性保健蔬菜，享有"植物伟哥"之美誉。

佛手瓜　改善不孕

　　佛手瓜含有丰富的锌元素，锌有"夫妻和谐素"之称，对维护男性生殖系统健康和产生精子发挥重要作用，因此佛手瓜对男女因营养原因引起的不孕不育症，尤其对男士性功能衰退有较好的疗效。中医认为，佛手瓜具有理气和中、疏肝止呕的作用。

豆瓣菜　缓解痛经

　　豆瓣菜有通经的作用，女性在月经前食用一些，就能对痛经、月经过少等症状起到防治作用。

　　有报道说，豆瓣菜能干扰卵子着床阻止妊娠，可作为避孕、通经的辅助食物使用。

南瓜子　护前列腺

　　研究发现，每天吃上 50 克左右的南瓜子，可较为有效地防治前列腺疾病。这是由于南瓜子富含不饱和脂肪酸、维生素、锌元素等，可使前列腺保持良好功能。南瓜子所含的活性成分可消除前列腺炎初期的肿胀，同时还有预防前列腺癌的作用。

治肾虚便溏　　板　栗

中医认为，板栗能补脾健胃、补肾强筋、活血止血，板栗对人体的滋补功能可与人参、黄芪、当归等媲美，对辅助治疗肾虚有益，故又称为"肾之果"，特别是老年肾虚、大便溏泻者更为适宜，经常食用能强身愈病。

改善性功能　　狗　肉

俗话说："狗肉滚三滚，神仙站不稳。"狗肉的蛋白质含量高，质量极佳，尤以球蛋白比例大，对增强机体抗病能力及器官功能有明显作用，可有效改善性功能。中医认为，狗肉有温肾助阳、壮气力、补血脉的功效。

新婚席上珍　　鹿　肉

鹿肉性温和，有补脾益气、温肾壮阳的功效。中医认为，鹿肉属于纯阳之物，补益肾气之功为所有肉类之首，故对于新婚夫妇和肾气日衰的老人，吃鹿肉是很好的补益食品，对那些经常手脚冰凉的人也有很好的温补作用。

禁忌饮食

茭白 阳痿遗精忌

阳痿遗精者忌食茭白。正如唐代医家孟诜所说："茭白滑中，不可多食，性滑，发冷气，令人下焦寒，伤阳道。"《随息居饮食谱》中也明确告诫："精滑者勿食。"

胡萝卜 过食不孕

女性过量食用胡萝卜易引起月经异常甚至不孕。如果大量吃胡萝卜，会造成血中胡萝卜素偏高，而出现不孕、无月经、不排卵等异常现象，这可能是 β - 胡萝卜素干扰了类固醇合成而造成的。

肥腻厚味 减活力

日常饮食要少食厚味。厚味即肥腻食物，如含动物脂肪多的食品。肥腻食物易伤脾胃，脾胃是精气化生的源泉，脾胃受损，精气不足，就难以保证性活动的体力。长期食厚味可使性激素分泌减少，导致性功能减退。

草鱼 经期忌食

草鱼是水煮鱼常用的食材之一，女性在经期食用水煮鱼会加重水肿症状，容易产生疲倦感。

虽壮阳须慎食　　虾

　　虾肉历来被认为既是美味，又是滋补壮阳之妙品。虾子（虾卵）又名虾春，含高蛋白，助阳功效甚佳，肾虚者可常食。但是虾多食会加重阴虚火旺症状，遗精、早泄和阴茎异常勃起者切忌多食。

助阳都不宜　　咸、冷

　　咸可提味，但过咸可伤津，津伤则耗神，不利助阳。
　　中年人阳气渐消，命门大衰，应趋热避凉，即使是夏季也不要过分贪食凉性食物，如菱角，"最发冷气，损阳。"又如茭白，"发冷气，伤阳道。"兔肉虽然美容，但其"性凉，多食损元阳，损房事"。

更年期妇女忌　　桂皮

　　桂皮是药食两用的材料，性大热，味辛甘，有益火温阳之功，但又有性热助火、香燥伤阴、辛散动血之弊。凡阴虚血旺的更年期妇女切勿多食，否则势必加剧内热炽盛的病情。

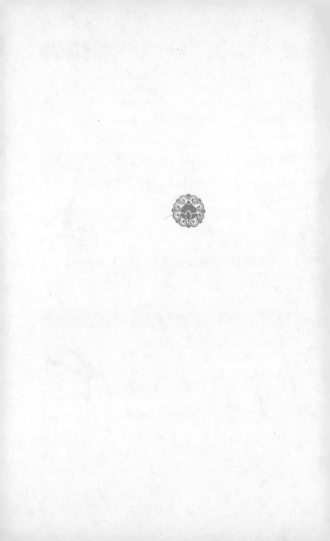